Pamela Schoenfeld

Nährstoffwunder Kollagen

Pamela Schoenfeld

Nährstoffwunder
KOLLAGEN
Für Gelenke, Haut und Darm

Alles, was Sie über eine kollagenreiche
Ernährung wissen müssen

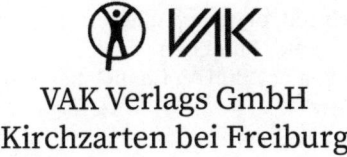

VAK Verlags GmbH
Kirchzarten bei Freiburg

Titel der amerikanischen Originalausgabe:
The Collagen Diet
Text copyright © 2018 Pamela Schoenfeld
Design and concept copyright © 2018 Ulysses Press and its licensors
ISBN der amerikanischen Originalausgabe: 9781612438320

Aus Gründen der besseren Lesbarkeit wurde im Text die männliche
Form gewählt; alle Angaben beziehen sich selbstverständlich auf
Angehörige aller Geschlechter.

Bibliografische Information der Deutschen Nationalbibliothek
Die Deutsche Nationalbibliothek verzeichnet diese Publikation in
der Deutschen Nationalbibliografie; detaillierte bibliografische
Daten sind im Internet über http://dnb.d-nb.de abrufbar.

VAK Verlags GmbH
Eschbachstraße 5
79199 Kirchzarten
Deutschland
www.vakverlag.de

© VAK Verlags GmbH, Kirchzarten bei Freiburg 2020
Übersetzung: Beate Brandt
Lektorat: Nadine Britsch
Layout: Ulrich Schmid, de·te·pe, Aalen
Umschlag: Guter Punkt, München
Druck: Friedrich Pustet GmbH & Co. KG, Regensburg
Printed in Germany
ISBN 978-3-86731-231-8

Inhaltsverzeichnis

Rezeptverzeichnis

Hinweise des Verlags

Dieses Buch dient der Information über Möglichkeiten der Gesundheitsvorsorge. Wer diese Informationen anwendet, tut dies in eigener Verantwortung. Autorin und Verlag beabsichtigen nicht, Diagnosen zu stellen, Therapieempfehlungen zu geben oder für den gesundheitsfördernden Nutzen einzelner Produkte zu werben.

Autorin und Verlag haben keinerlei wirtschaftliche Verflechtungen mit den erwähnten Herstellern. Es sind zahlreiche Kollagen-Produkte für Endverbraucher erhältlich, die unterschiedliche Wirkspektren haben, je nach Art des verwendeten Kollagens und eventuell zusätzlich enthaltenen weiteren Wirkstoffen.

Die vorgestellten Vorgehensweisen sind nicht als Ersatz für eine professionelle Behandlung bei ernsthaften Beschwerden zu verstehen. Im Zweifelsfall sollte immer der Rat eines qualifizierten Behandlers eingeholt werden.

TEIL 1

Was ist so besonders an Kollagen?

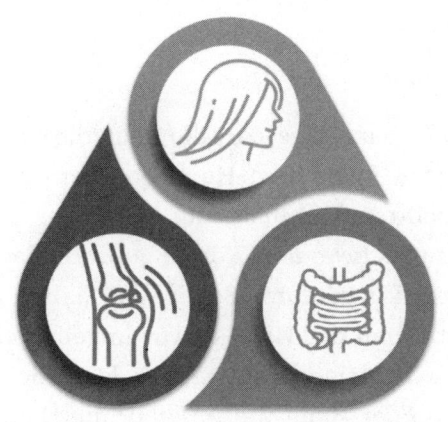

Einleitung

Hähnchenbrustfilet ohne Haut, Fischfilet ohne Haut und mageres Fleisch stellen seit mehr als drei Jahrzehnten die „gesunde Wahl" ernährungsbewusster Menschen dar. Die meisten Patienten, die zu mir in die Ernährungsberatung kommen, berichten stolz, sie äßen Geflügel nur ohne Haut und entfernten diese sogar vom fertigen Grillhähnchen – natürlich in der Erwartung, dass ich sie für ihr Gesundheitsbewusstsein lobe.

Wenn ich ihnen dann sage, dass die Haut, die sie in den Mülleimer geworfen (oder dem Hund gegeben) haben, einen wertvollen Nährstoff enthält, der sich über andere Nahrungsmittel nur schwer dem Körper zuführen lässt, schauen sie meist ziemlich verdutzt. Schließlich haben sie gelernt, dass das Entfernen der Haut sie vor ungeliebtem Fett und überflüssigen Kalorien schützt. Nun lässt sich dies zwar nicht ganz von der Hand weisen, aber die Haut des Hähnchens enthält eben auch reichlich Kollagen, ein Protein, das die Gesundheit von Haut, Knochen und Gelenken fördern kann. Und das nackte Hühnerbrustfilet enthält, wie alle hautlosen Fleischsorten, nur einen sehr kleinen Anteil Kollagen.

Häufig bekomme ich zu hören, dass Patienten es schwierig finden, die Haut mitzuessen, weil sie sie einfach nicht mögen. Ich gebe gerne zu, dass es zu Beginn schwierig sein kann, etwas mit Appetit zu essen, das man nie zuvor probiert hat – schließlich wird bei vielen Geflügelgerichten, etwa den bei Kindern so beliebten Hähnchen-Nuggets, die Haut entfernt. Ich schlage dann meist vor, sie sollten es einmal mit einem marinierten gegrillten Hähnchenflügel versuchen oder mit einer leckeren selbst gemachten Suppe aus den Überresten des gekauften Grillhähnchens. Und wenn ich sie erst einmal darüber aufgeklärt habe, auf welch mannigfaltige Weise der Körper von dem Kollagenprotein profitiert, das in den zuvor weggeworfenen Hühnerteilen steckt, sind sie in der Regel begierig zu erfahren, auf welche Weise sie zusätzliches Kollagen in ihren Speiseplan einbauen können.

Warum ich meine Patienten auffordere, zusätzlich zum Hühnchenfleisch auch die Haut zu essen? Viele sachkundige Ernährungsberater wissen mittlerweile, dass es sinnvoll ist, die Haut zu essen, die Brust, Flügel, Schenkel und Keulen überzieht, ebenso wie alle anderen Teile eines Huhns. Ich esse beispielsweise immer zuerst die knusprige Haut eines frisch gegrillten Hähnchens (nachdem ich das meiste Fett, das in die Pfanne getropft ist, entfernt habe), gefolgt von einer Keule. Gibt es eine bessere Art, eine leckere Mahlzeit zu genießen und gleichzeitig von der gesunden Wirkung des Kollagenproteins zu profitieren, das sich nahezu ausschließlich in der Haut, den Knochen und dem Bindegewebe des Hühnchens – und aller anderen Tiere – befindet?

Sicherlich fragen Sie sich jetzt, warum Kollagen für ihre Ernährung überhaupt so wichtig ist. Die einfachste Antwort lautet: weil unser Körper eine Menge davon enthält! Kollagen ist ein Strukturprotein, das nahezu ein Drittel unseres Gewebes ausmacht, sodass es ein wichtiger Faktor im menschlichen Körper ist. Besonders wichtig ist es für Gelenke,

Knorpelgewebe, Sehnen, Knochen, Haut, Haare, Nägel und Zähne, aber zum Beispiel auch für Blutgefäße und Augen. Alle diese Gewebe enthalten einen oder mehrere Typen Kollagen. Die Kollagensynthese, also die Bildung von neuem Kollagen, ist eine notwendige Voraussetzung für die Funktion all dieser lebenswichtigen Gewebe, speziell während des Wachstums sowie den Heilungs- und Regenerationsphasen, die auf Krankheiten folgen.

Fast noch wichtiger ist, dass Kollagen diesen Geweben die Elastizität, Flexibilität und Stärke verleiht, die Abbau und Zerfall aufhalten. Weniger Abbau und mehr Regeneration sorgen dafür, dass die Haut jugendlicher bleibt, Haare weniger brüchig und Knochen stärker sind, Gelenke weniger schnell verschleißen und Nägel länger und fester wachsen. Das richtige, hochwertige Kollagen – oft auch als der „Klebstoff" bezeichnet, der den Körper zusammenhält – verhindert, dass wir erschlaffen, die Haut an Feuchtigkeit verliert und unsere Gelenke steif werden. Über die Nahrung Kollagen aufzunehmen, stellt eine wichtige Ergänzung zur körpereigenen Kollagenproduktion dar.

Wenn wir Kollagenprotein aufnehmen, werden wir auch besser mit Aminosäuren versorgt, den Proteinbausteinen, die unser Körper benötigt, um mit Umweltgiften umzugehen und wichtige Antioxidanzien herzustellen. Neuere Forschungergebnisse deuten darauf hin, dass Kollagenprotein hilfreich sein kann bei der Gewichtsregulierung, bei Schlafproblemen, Diabetes, Bluthochdruck, Entzündungen und Verdauungsproblemen. Als Nahrungsergänzungsmittel scheint Kollagenprotein zudem das Muskelwachstum zu fördern, Schmerzen und Entzündungen zu lindern und die Gelenkgesundheit zu fördern, was alle Leistungs- und Freizeitsportler freuen dürfte. Es ist tatsächlich eine bemerkenswert vielfältige Substanz, die zahlreiche häufig auftretende Gesundheitsprobleme lindern sowie Wohlbefinden und Vitalität steigern kann.

Da unser Körper Kollagen auch mithilfe der Aminosäuren herstellen kann, die sich in anderen Proteinen befinden, die wir mit der Nahrung zu uns nehmen, ist die Einnahme von Kollagenprotein rein technisch betrachtet nicht zwingend erforderlich. Dennoch bietet es als Nahrungsergänzung eine Vielzahl von gesundheitlichen Vorteilen, weil es den Körper unter anderem anregt, mehr eigenes Kollagen herzustellen, was wiederum Falten, Arthritis, Muskel- und Knochenabbau und allgemeinem Verschleiß vorbeugt.

Meine eigenen Erfahrungen mit Kollagen

Was kommt Ihnen als erstes in den Sinn, wenn Sie an Kollagenprotein denken? Vielleicht geht es Ihnen so wie mir damals und Sie denken vor allem an festere Fingernägel und jugendlichere Haut. Aber das ist nur der Anfang. Mein eigenes Verständnis von Kollagen und seiner Wirkung hat sich in den vergangenen Jahrzehnten stetig weiterentwickelt, ebenso wie die Erkenntnisse führender Forscher, die immer neue Vorteile entdecken, welche die Einnahme von Kollagenprotein mit sich bringt.

Als Teenager glaubte ich Anzeigen für Gelatine, die in den 1970er-Jahren damit warben, dass man festere, längere Fingernägel bekäme, wenn man pro Tag ein Päckchen eines gelatinehaltigen Mixgetränks zu sich nähme. Gelatine wird aus der Haut und den Knochen von Tieren hergestellt und besteht nahezu vollständig aus Kollagenprotein. Sie ist auch ein Hauptbestandteil von Produkten wie Götterspeise oder Wackelpudding. Meine Fingernägel waren immer brüchig gewesen und die verschiedenen Nagelpflegeprodukte, die ich auftrug, brachten keinerlei Besserung. Das Gelatineprodukt schien die Lösung zu sein, wenn ich die langen und festen Fingernägel haben wollte, um die ich meine Freundinnen beneidete. Also führte ich mein eigenes Ernährungsexperiment durch und hoffte, schnelle und messbare Ergebnisse zu erzielen. Leider konnte ich nach einigen Wochen keinen großen Unterschied feststellen und so verwarf ich das Ganze als Modeerscheinung und fand mich damit ab, langsam wachsende und brüchige Fingernägel zu haben. (Außerdem hatten diese speziellen Gelatinepackungen ganz schöne Löcher in mein damaliges Budget gefressen!) Wäre ich konsequent gewesen und länger dabeigeblieben, hätte ich sicherlich Fortschritte gesehen, wie dies heute der Fall ist. Näheres darüber, was Gelatine für Ihre Fingernägel tun kann, finden Sie in Kapitel 4.

In meinem ersten Semester am College belegte ich einen Kurs über Anatomie und Physiologie. Dabei faszinierte mich vor allem, auf welche Weise die Nährstoffe, die wir zu uns nehmen, die biochemische Funktionsweise unseres Körpers beeinflussen. Tatsächlich zog mich das Thema so in seinen Bann, dass ich prompt von der Medizin zu den Ernährungswissenschaften umschwenkte. Ich weiß noch genau, dass ich in meinem Einführungsbuch zur Ernährungslehre las, dass das Protein im Kollagen „unvollständig" ist und ihm per Definition eine oder mehrere der neun essenziellen Aminosäuren fehlen. Kollagen fehlt die essenzielle Aminosäure Tryptophan, und Isoleucin, Threonin und Methionin sind nur in geringen Mengen enthalten. Kollagen kann daher den Proteinbedarf des menschlichen Körpers nicht alleine decken.

Nun glaubte ich zu wissen, woran mein Nagelexperiment gescheitert war! Meine damalige Schlussfolgerung lautete, dass Gelatine eine Form von Kollagen war und folglich ein unvollständiges Protein, das für sich allein genommen keinen Nährwert bietet – ein Irrtum, wie sich später herausstellen sollte!

Nachdem ich die Dreißig überschritten hatte, begann ich nach Gesichtscremes Ausschau zu halten, die helfen konnten, den ersten Alterungserscheinungen entgegenzuwirken. Es war mir wichtig, mich jung zu fühlen und auch so auszusehen, vor allem, weil ich mich als Teenager und in meinen Zwanzigern viel in der Sonne aufgehalten hatte. Außerdem hatte ich mittlerweile drei Kinder und bekam definitiv zu wenig Schlaf. Ich wurde auf Produkte aufmerksam, die Kollagen als aktiven Inhaltsstoff anpriesen. Da ich wusste, dass unsere Haut größtenteils aus Kollagen besteht, dachte ich, die Cremes stellten eine Möglichkeit dar, sie mit Nährstoffen zu versorgen und aufzufrischen. Ich probierte verschiedene Produkte aus, in der Hoffnung, dass sie sich als wirksam erweisen würden.

Schon kurz nachdem diese kollagenhaltigen Gesichtscremes und Lotionen auf den Markt kamen, erschienen in Frauenzeitschriften die ersten Artikel, die die Wirksamkeit des Auftragens von Kollagen auf die Haut anzweifelten. Tatsächlich ist Kollagen ein sehr großes Molekül, sodass es – äußerlich aufgetragen – von der Haut unmöglich aufgenommen und genutzt werden kann. Die Produkte waren also bestenfalls überteuerte Feuchtigkeitscremes und nach Meinung der damaligen Dermatologen taten es die guten alten Vaselineprodukte ebenso gut. Seit den 1980er-Jahren hat die Hautpflege allerdings große Fortschritte gemacht und bietet nun eine Vielzahl an Produkten, die aktive Inhaltsstoffe enthalten, beispielsweise Kollagenpeptide (Kollagen, das in kleinere Stücke heruntergebrochen wurde), die in die Haut eindringen können. Doch auch wenn viele dieser Produkte Auswirkungen auf den Hautalterungsprozess haben, wird zunehmend deutlich, dass wahre Gesundheit und Schönheit ihren Ursprung tatsächlich im Körperinneren haben.

Nachdem ich meinen Master-Abschluss in Ernährungswissenschaften machte und nun seit einem Jahrzehnt als Ernährungsberaterin tätig bin, weiß ich heute, dass vieles, was ich in den späten 1970er-Jahren über Ernährung gelernt habe, der neueren wissenschaftlichen Forschung nicht standhalten konnte. So war es beispielsweise falsch, die wichtige Rolle abzutun, die Kollagen in der menschlichen Ernährung spielt. Tatsächlich erweist sich nach und nach, dass Kollagenprotein zu den wichtigsten Bestandteilen einer ausgewogenen Ernährung zählt!

Es enthält zwar tatsächlich nicht alle Aminosäuren, die für den Aufbau der meisten Strukturproteine im Körper erforderlich sind, und es kann auch nicht allein für Wachstums- und Reparaturprozesse im menschlichen Körper sorgen. Dennoch bietet es einen enormen Nutzen, wenn es Teil einer ausgewogenen Ernährung ist. Dieser Nutzen kann schon vor unserer Geburt beginnen und ein Leben lang anhalten.

Was dieses Buch Ihnen bietet

Wenn es Ihnen so geht wie vielen meiner Patienten, dann fällt es Ihnen sicherlich schwer, beim großen Angebot an Nahrungsergänzungsmitteln den Überblick zu behalten. Jede Woche kommt irgendein neues Mittel auf den Markt, dessen Werbung verspricht, dass es das Risiko für bestimmte

Krankheiten senkt, den Alterungsprozess verlangsamt oder Ihnen einen schlankeren und gesünderen Körper beschert. Auch wenn in diesen Aussagen ein Körnchen Wahrheit stecken mag, so sind sie doch meist hoffnungslos übertrieben. Da trägt es auch nicht gerade zur Klärung bei, wenn selbst führende Ernährungswissenschaftler und Ärzte sich uneins darüber sind, welche Nahrungsergänzungen sinnvoll und welche reine Geldverschwendung oder sogar potenziell gesundheitsschädlich sind. Daher sollten Sie vor allem darauf achten, dass das, was Sie Ihrem Körper zuführen, sicher ist, die gewünschten Ergebnisse bringt und in seiner Wirkung durch klinische Untersuchungen und Erfahrungsberichte gestützt wird.

Als staatlich anerkannte Ernährungsberaterin habe ich in den vergangenen zwei Jahrzehnten den Nutzen von Nahrungsmitteln und Nahrungsergänzungen aus nächster Nähe beobachtet und untersucht und kann daher voller Überzeugung Kollagenprotein zum Testsieger küren. Kollagenprotein ist kein Hype, es hilft tatsächlich.

Genau wie bei meinen Patienten liegt mir auch bei Ihnen daran, dass Sie verstehen, was Kollagenprotein für Sie tun kann, welche Nahrungsmittel es von Natur aus enthalten und wie Sie auf unkomplizierte Weise mehr davon in Ihre tägliche Ernährung integrieren können, indem Sie schmackhafte Mahlzeiten zubereiten, die auch andere gesunde Stoffe enthalten. Im zweiten Teil dieses Buches finden Sie dazu einige Rezepte, die es ganz einfach machen, Ihre tägliche Dosis Kollagenprotein zu bekommen.

In Kapitel 1 zeige ich, was für ein erstaunlich vielseitiges Protein Kollagen ist und was es für unseren Körper tut. In Kapitel 2 blicken wir zurück in die Geschichte und lernen, auf welche Weise Menschen Kollagenprotein schon seit Jahrtausenden zu schätzen und zu nutzen wussten. Warum genau Kollagenprotein so wichtig für unsere Ernährung ist, erfahren Sie in Kapitel 3. In den darauffolgenden vier Kapiteln zeige ich Ihnen, in welch vielfältiger Weise Kollagen Gesundheit, Schönheit und Leistungsfähigkeit fördern kann – von Haut, Knochen, Gelenken und Muskeln bis hin zum Herz-Kreislauf- und Verdauungssystem. In den Kapiteln 8 und 9 erfahren Sie, auf welche Weise Kollagen aus der Nahrung sich als hilfreich für die Gewichts- und Blutzuckerregulierung erweisen kann. Kapitel 10 beschäftigt sich mit den wichtigen Aminosäuren Glycin, Prolin und Arginin und der Frage, warum Kollagenprotein potenziell Entgiftungsprozesse fördert und wichtig für die geistige Gesundheit ist. Welchen Nutzen Kollagenprotein Ihnen im Laufe Ihres Lebens bringen kann, zeige ich in Kapitel 11 auf. In den Kapiteln 12 und 13 geht es darum, wie Sie Ihre optimale Tagesdosis bestimmen, welche Nahrungsmittel von Natur aus reich an Kollagen sind und worin sich die vielen Nahrungsergänzungsmittel, die Kollagenprotein enthalten, unterscheiden. Und da Kollagen nicht alleine wirkt, enthält Kapitel 14 einen Überblick über andere Nährstoffe, die für eine gesunde Kollagenproduktion des Körpers förderlich sind.

Kollagenprotein ist tatsächlich ein Superfood, von dem jeder Mensch in jedem Alter profitieren kann – versäumen Sie also keinen weiteren Tag!

KAPITEL 1

Kollagen – Baustoff des Lebens

Kollagen ist nicht nur erstaunlich vielseitig, es ist auch mit einem Anteil von mehr als 30 Prozent das im Körper am reichlichsten vorhandene Protein. Als Hauptbestandteil des Bindegewebes verleiht Kollagen unserem Körper Festigkeit und sorgt für die strukturelle Stabilität von Gewebe und Organen. Kollagen ist in vielerlei Hinsicht ein einzigartiges Protein. So ist es beispielsweise reich an Glycin, Prolin und Hydroxyprolin – drei Aminosäuren, die in anderen Proteinen unseres Körpers eher selten vorkommen, wobei Hydroxyprolin tatsächlich nur in Kollagen zu finden ist. Aminosäuren – die Bausteine, aus denen sich alle Proteine im menschlichen Körper zusammensetzen – werden in essenzielle und nicht essenzielle Aminosäuren unterteilt. Essenzielle Aminosäuren müssen dem Körper zugeführt werden über all das, was wir essen und trinken, wohingegen nicht essenzielle Aminosäuren vom Körper selbst hergestellt werden können, auch wenn sie nicht in unserer Nahrung enthalten sind.

Zwar zählen Glycin und Prolin nicht zur Gruppe der neun essenziellen Aminosäuren, aber es wird zunehmend deutlich, dass diese beiden „nicht essenziellen" Aminosäuren verschiedene wichtige Aufgaben im menschlichen Körper übernehmen. Sie gelten als zwei von neun „*bedingt* essenziellen" Aminosäuren – also solchen, die zwar nicht Teil einer gesunden Ernährung sein müssen, aber in Zeiten von Krankheit und Stress essenziell sein können. Stress bedeutet in diesem Zusammenhang, dass der Körper eine Herausforderung zu meistern hat, die ihn aus der Homöostase oder Selbstregulation herausbringt, sodass er „Überstunden schieben" muss, um wieder ins Gleichgewicht zu kommen. Vielleicht geht es Ihnen ähnlich wie mir und Ihr Leben ist nicht immer in Balance – Sie bekommen zu wenig Schlaf, essen schnell etwas unterwegs, bekommen zu viel oder zu wenig Bewegung oder werden ganz einfach älter. All diese Dinge können den Körper unter Stress setzen. Mögliche Anzeichen dafür, dass Ihr Körper daran arbeitet, wieder ins Gleichgewicht zu kommen, reichen von Müdigkeit, Schmerzen und Schlafproblemen bis hin zu Stimmungsschwankungen und Gewichtszunahme.

Die verschiedenen Arten von Kollagen

Im menschlichen Körper konnten bislang 28 verschiedene Arten von Kollagen nachgewiesen werden, wobei allerdings etwa 90 Prozent des gesamten Kollagens zu einem der vier Typen I, II, III und IV zählen. Diese vier Typen unterscheiden sich sowohl durch ihre biologische Funktion als auch dadurch, welche Gene sie programmieren. Gemeinsam haben die drei vorherrschenden Typen I, II und III, dass sie eine ähnliche molekulare Struktur besitzen: die Tripelhelix. Diese können Sie sich vorstellen wie ein gedrehtes Seil, das aus drei Strängen von Aminosäureketten besteht, die durch lose Bindungen zusammenhängen. Genau diesem Aufbau verdankt Kollagen seine einzigartige Fähigkeit, zugleich flexibel und unglaublich belastbar zu sein. Das „Seil" kann aus drei identischen, zwei identischen plus einem anderen oder auch aus drei unterschiedlichen Aminosäureketten bestehen, wodurch letztendlich der Kollagentyp bestimmt wird.

Am häufigsten findet sich in unserem Körper Typ-I-Kollagen. Es kommt als Einziges in Sehnen und Knochen vor, die jeweils zu 80 Prozent beziehungsweise zu 30 Prozent aus Kollagen bestehen. Sehnen verbinden einen Muskel entweder mit einem Knochen oder mit einem anderen Muskel und müssen in der Lage sein, enorme Belastungen auszuhalten, ohne zu reißen. Kollagen des Typs I eignet sich hierfür hervorragend, denn es ist belastbarer als Stahl! Auch in unserer Haut (mit einem Kollagenanteil von 75 Prozent) ist vor allem Typ I vertreten. Es findet sich in den Hautzellschichten, die unter der Oberhaut liegen. Die sichtbare Haut hingegen besteht größtenteils aus Keratin, einem Protein mit einer anderen Aminosäurensequenz. Kollagen des Typs I findet sich auch in der Hornhaut des Auges, im Dentin der Zähne und in einem Großteil des Bindegewebes.

Die Gewebe, die Typ-I-Kollagen enthalten, können sehr unterschiedlich sein. Einige sind elastisch und flexibel, während andere relativ steif und fest sind. Kollagen ist ein unglaublich vielseitiger Baustoff und seine mechanischen Qualitäten werden größtenteils durch die Modifizierung seiner Struktur bestimmt, auch wenn die grundlegende chemische Zusammensetzung gleich bleibt. Bei Knochen und Dentin wird die Festigkeit des Kollagens beispielsweise durch den Zusatz von Mineralien erhöht, darunter Kalzium und Magnesium.

Kollagen vom Typ II findet sich ausschließlich im Knorpelgewebe, das die Oberflächen von Gelenken überzieht, damit unsere Knochen nicht aneinander reiben. Es findet sich zudem in Luftröhre, Kehlkopf und den Luftwegen der Lunge, wodurch diese ihre Form behalten und gleichzeitig geschmeidig sein können. Typ-II-Kollagen findet sich auch noch an einigen anderen Stellen im Körper, wie in der Hornhaut des Auges und an den Ohren.

Typ-III-Kollagen findet man überall dort, wo auch Typ I zu finden ist, mit der Ausnahme von Knochen, Sehnen und speziellem Gewebe wie der Hornhaut im Auge. Typ III und – zu einem geringen Grad – auch Typ I bilden die wichtigsten Bauteile der Blutgefäße (die zu 40 Prozent aus Kollagen bestehen). Bei Neugeborenen besteht die Haut etwa zu 50 Prozent aus Kollagen vom Typ III und ansonsten hauptsächlich aus Typ I. Im Erwachsenenalter befinden sich nur noch 10 bis 20 Prozent Typ-III-Kollagen in der Haut. Genau wie die Blutgefäße enthalten auch die Eingeweide ein wenig mehr Typ III als Typ I. Typ-III-Kollagen findet sich zudem noch in der Gebärmutterwand.

Typ-IV-Kollagen unterscheidet sich von den ersten drei Typen dadurch, dass es nicht über die gleiche Tripelhelix verfügt. Stattdessen bildet es ein netzähnliches Muster, das als Hauptbestandteil der sogenannten Basalmembran fungiert. Die Basalmembran ist im Grunde genommen eine Gewebeschicht, die die Grenzen von Haut, Muskeln und Fett festlegt und als Funktionsgewebe in Organen dient, einschließlich der Nieren und im Verdauungstrakt.

Die Aminosäureketten, aus denen die Kollagentypen I, II und III bestehen, sind zusätzlich durch ein Verfahren miteinander verbunden, das als „Quervernetzung" bezeichnet wird und die Molekularstruktur der Kollagenproteine verstärkt. Dadurch wird das Kollagen fester und weniger flexibel.

Diese Quervernetzung nimmt mit zunehmendem Alter zu und bewirkt, dass die Proteine starrer und weniger geschmeidig werden. Eine exzessive Quervernetzung kann zu einer anormalen Starre führen, die häufig eine Eintrübung der Hornhaut, Verhärtung der Arterien und verminderte Mobilität und Flexibilität in Muskeln und Gelenken nach sich zieht. Zwar werden diese Prozesse in der Regel mit dem Alterungsprozess in Verbindung gebracht, doch wie rapide sie verlaufen, liegt zumindest in Teilen in unserer Hand. Medizinische Forschungen haben ergeben, dass Faktoren wie übermäßige Sonneneinstrahlung, Rauchen und erhöhte Blutzuckerwerte, von denen wir sowieso schon wissen, dass sie ungesund sind, allesamt eine unerwünschte Beschleunigung der Quervernetzung nach sich ziehen.

Wie Kollagen im Körper entsteht

Die Bildung von Kollagen, auch als Kollagensynthese bezeichnet, läuft erheblich anders ab als dies bei anderen im Körper hergestellten Proteinen der Fall ist. Im ersten Schritt produziert der Körper Vorläuferproteine, die als Prokollagene bezeichnet werden. Von den 20 verschiedenen Aminosäuren, die zur Herstellung dieser Prokollagene dienen, werden Glycin, Prolin und Lysin als die wichtigsten angesehen, und zwar sowohl für die Produktion von Prokollagen als auch für die unverwechselbaren Eigenschaften des Kollagens. Die Synthese von Prokollagen findet in einem von drei Zelltypen statt: in den Fibroblasten (Zellen, die Bindegewebe herstellen), den Osteoblasten (Zellen, die Knochen herstellen) oder den Chondroblasten (Zellen, von denen die Knorpelbildung ausgeht).

Nachdem es sich in Dreiergruppen zusammengefunden hat, um die typische Tripelhelix zu bilden, verlässt das Prokollagen die Zelle, um zu reifem Kollagen umgebaut zu werden. Im extrazellulären Raum gehen sogenannte Hydroxygruppen mit einem Großteil des Lysins und Prolins Verbindungen ein – ein Prozess, der auch als Hydroxylierung bezeichnet wird –, wodurch die für ein stabiles funktionstüchtiges Kollagenprotein notwendigen Verbindungen entstehen. Glycin zeichnet für rund ein Drittel der verwendeten Aminosäuren verantwortlich und dank seiner geringen Größe finden auch die größeren Aminosäuren im inneren Teil des fertigen Kollagenmoleküls Platz.

Es ist lebenswichtig, dass unser Körper reichliche Mengen an qualitativ hochwertigem Kollagen herstellen kann, denn es bildet die Grundlage für die Stärke und Struktur unseres Körpers sowie für die Intaktheit von Haut, Haaren und Fingernägeln, die uns vor Bedrohungen von außen schützen, beispielsweise widrigem Wetter und Mikroorganismen. Auch die grundlegende Funktion von Organen und Blutgefäßen erfordert hochwertiges Kollagen. Eine gesunde Ernährung ist die Grundlage für die Produktion solch hochwertigen Kollagens, und dafür müssen wir nicht nur verschiedene Proteinquellen zu uns nehmen, sondern auch Vitamine, Mineralien und essenzielle Fettsäuren.

Die Zellen, die Prokollagen herstellen und freisetzen, benötigen hierfür Zink und Vitamin A. Während der Bildung des Prokollagens wiederum sind Eisen und Vitamin C eine wichtige Voraussetzung für die Hydroxylierung von Prolin und Lysin. Die Bildung der Verbindungen zwischen den Lysin-Molekülen, die sich quervernetzen und das Kollagenmolekül zusätzlich verstärken, erfordert Kupfer. Zink wird auch von den Enzymen benötigt, die Kollagen abbauen und umbilden

– ein normaler Vorgang, der vor allem für die Wundheilung wichtig ist. Die Aktivierung eines Enzyms, das der Körper benötigt, um Prolin herzustellen, erfordert Mangan. Obwohl uns in der westlichen Welt Lebensmittel im Überfluss zur Verfügung stehen, kommt es nicht selten vor, dass Menschen unter einem Mangel an dem einen oder anderen Nährstoff leiden, was sich dann wiederum auf eine gesunde Kollagenproduktion auswirkt.

Wenn die Kollagenherstellung unterbrochen ist

Damit Sie besser verstehen, was passiert, wenn die normale Kollagenproduktion des Körpers unterbrochen wird, werfen wir einmal einen kurzen Blick auf Krankheiten, die auch als Kollagen- oder Bindegewebserkrankungen bezeichnet werden.

Heutzutage zum Glück kaum noch anzutreffen ist Skorbut, eine Bindegewebserkrankung, die durch einen Mangel an Vitamin C ausgelöst wird. Weil dieses Vitamin für die Kollagensynthese benötigt wird, kann ein Speiseplan, auf dem frisches Obst und Gemüse fehlen, zu diesem schweren, aber meist umkehrbaren Leiden führen. Zu den ersten Symptomen zählen Zahnfleischbluten und eine schlechte Wundheilung, im weiteren Verlauf kann es zu inneren Blutungen kommen und letztendlich zum Tode, wenn diese nicht rechtzeitig entdeckt werden. Weil Vitamin C durch Erhitzen unwirksam wird, gehören frisches oder nur leicht gegartes Obst und Gemüse zu jeder ausgewogenen Ernährung.

Eine andere Form der Bindegewebserkrankung ist das Ehlers-Danlos-Syndrom, von dem in etwa eine Person von fünftausend betroffen ist. Diese Erbkrankheit beruht auf einem

Defekt in der Synthese und Struktur von Kollagen und Bindegewebe. Menschen, die unter dem Ehlers-Danlos-Syndrom leiden, entwickeln häufig neben einer Überbeweglichkeit der Gelenke auch eine Überdehnbarkeit der Haut, die zudem leicht einreißt, und eine verstärkte Neigung zu Blutergüssen, wobei das individuelle Krankheitsbild sehr unterschiedlich ausfallen kann.

Bei einigen Autoimmunerkrankungen geht man davon aus, dass sie dadurch verursacht werden, dass das Immunsystem die Fibroblasten attackiert – einen der drei Zelltypen, die Kollagen produzieren. Gelenkrheumatismus, der zu schmerzhaft angeschwollenen Gelenken führt, und Sklerodermie, zu deren Symptomen gespannte Haut und ein begrenztes Bewegungsspektrum der Gelenke zählen, sind Bindegewebserkrankungen, die in diese Kategorie fallen.

Der normale Alterungsprozess zeichnet sich dadurch aus, dass die Kollagensynthese in jedem Jahr um rund ein Prozent abnimmt. Dadurch sinkt die Fähigkeit der Haut, sich selbst zu reparieren, wodurch sie dünner und empfindlicher wird. Die Faltenbildung, die sich mit zunehmendem Alter einstellt, wird beschleunigt, wenn die Quervernetzung von Kollagen über das normale Maß hinausgeht. Eine erhöhte Quervernetzung ist auch für die steifen Gelenke verantwortlich, die viele von uns plagen, wenn wir erst einmal die 60 überschritten haben.

Die gute Nachricht ist, dass der Zahn der Zeit aufgehalten und diese sogar ein Stück weit zurückgedreht werden kann, wenn wir uns gesunde Gewohnheiten zulegen, indem wir beispielsweise direkte Sonneneinstrahlung weitestgehend meiden, uns ausreichend bewegen, für genügend erholsamen Schlaf sorgen und uns optimal ernähren – und damit meine ich eine kollagenreiche Ernährung. Die Zeit steht nicht still, aber wenn Sie vorausschauend handeln, bleiben Sie länger jung und aktiv. Ich selbst bin gerade 60 geworden, aber ich fühle mich, als befände ich mich in den Vierzigern. Viele Menschen glauben mir mein Alter erst, wenn ich ihnen die Fotos meines süßen Enkels zeige!

Eines jedenfalls habe ich selbst erlebt – dass es nie zu spät ist, sich eine Ernährung und einen Lebensstil zuzulegen, die alterslos sind. Aus diesem Grund habe ich dieses Buch geschrieben, denn auch Sie können Ihre Lebensqualität verbessern!

KAPITEL 2

Kollagen im Laufe der Geschichte

Wenn Sie bereits begierig darauf sind, zu erfahren, was Kollagen für Sie tun kann, dann sollten Sie zu Kapitel 4 vorblättern, denn sowohl dieses Kapitel als auch das dritte Kapitel liefern zwar äußerst interessante Hintergrundinformationen, gehen aber weniger detailliert auf die gesundheitlichen Vorzüge von Kollagenprotein ein. Ich empfehle Ihnen trotzdem, später zu diesen beiden kurzen Kapiteln zurückzukehren, um noch mehr Gründe kennenzulernen, warum Kollagenprotein auf Ihren Speiseplan gehört.

Von Anbeginn der Geschichte haben Menschen Kollagenprotein aus verschiedenen Gründen geschätzt. Das Wort Kollagen leitet sich vom griechischen *kolla* ab, das so viel wie „Leim" bedeutet. Doch auch wenn die ersten dokumentierten Einsatzbereiche von Kollagen tatsächlich die Nutzung als Klebstoff in der Güterproduktion betrafen, wurde es schon bald aufgrund seiner medizinischen und gesundheitsfördernden Eigenschaften geschätzt.

In früheren Zeiten gewannen Menschen Kollagen durch das langsame und schonende Auskochen von Häuten, Fellen, Schuppen, Knochen und Gelenken sowie des Knorpel- und Bindegewebes von Land- und Meerestieren. Vor dem

Auskochen wurden die Gewebe in der Regel mit einer Säure oder Lauge behandelt, um die Menge des gewonnenen Kollagens zu steigern. Im medizinischen Bereich wurde Kollagen zuerst in Form von Gelatine genutzt, die durch das Garen von Kollagenquellen knapp unter dem Siedepunkt gewonnen wurde. Durch die Verwendung einer niedrigeren Temperatur lösen sich einige, aber nicht alle Tripelhelix-Strukturen auf, sodass sich beim Abkühlen die charakteristische Gelstruktur bildet.

Wenn Sie schon einmal Wackelpudding mit einer Fertigmischung hergestellt haben, wissen Sie, dass Gelatine getrocknet und in einer heißen Flüssigkeit rehydriert werden kann, um dann wieder ein Gel zu bilden. Gelatine unterscheidet sich von einer kürzlich entwickelten Form von Kollagenprotein, die als hydrolysiertes Kollagen bezeichnet wird und bei der es sich um Gelatine handelt, die mithilfe von Enzymen in Proteinfragmente aufgespalten wurde, sogenannte Peptide. Hydrolysiertes Kollagen geliert im Gegensatz zu Gelatine beim Abkühlen nicht und lässt sich leichter in kalter Flüssigkeit auflösen als getrocknete Gelatine.

In China ist aus Eselshaut gewonnene Gelatine, die unter dem Namen *Ejiao* bekannt ist, allein oder in Kombination mit anderen Heilkräutern der traditionellen chinesischen Medizin ein sehr beliebtes Heilmittel. Der erste schriftlich belegte Einsatz von *Ejiao* fand vor rund 2000 Jahren statt und es wird auch heute noch hoch geschätzt. Die Einnahme soll gesundheitliche Vorteile bringen, beispielsweise mehr Energie und eine bessere Durchblutung. Außerdem wird es zur Behandlung von Husten und Schlaflosigkeit eingesetzt. Unglücklicherweise hat die Beliebtheit des Mittels zusammen mit der Herausforderung, genügend Esel zu züchten, um der Nachfrage gerecht zu werden, in den vergangenen Jahren nahezu zu einer Halbierung des Eselbestands in China geführt. Bitte denken Sie nun nicht, dass ich Ihnen *Ejiao* empfehlen würde. Beim Weiterlesen werden Sie feststellen, dass andere Arten von Kollagenprotein und Gelatine sich für Menschen mit gesundheitlichen Problemen als ebenso hilfreich erweisen.

Bereits im 1. Jahrhundert n. Chr. wurde Gelatine in China und Japan als blutungsstillendes Mittel eingesetzt. Gegen Ende des 18. Jahrhunderts brachte Paul Carnot, ein junger Arzt, der in einem Pariser Krankenhaus arbeitete, die westliche Medizin in Berührung mit Gelatine zur Blutstillung. In den 1940er-Jahren wurde in modernen Krankenhäusern zu diesem Zweck Gelatineschaum verwendet, gefolgt von Mikrofaserkollagen in den 1970er-Jahren – beide Verfahren sind heute noch in Gebrauch. Wissenschaftler forschen weiterhin an neuen Formen von Gelatine- und Kollagenprodukten, um den Blutfluss effektiv zu stoppen, und es gibt Überlegungen zu neuen medizinischen Anwendungen, beispielsweise im Bereich der Gewebetransplantation.

Gelatine findet außerdem seit Langem Verwendung bei der Behandlung verschiedener Verdauungsstörungen. Sie bildet ein sogenanntes hydrophiles Kolloid, also eine wasseranziehende Substanz, die in einer Flüssigkeit suspendiert oder schwebend bleibt. Es scheint diese Eigenschaft zu sein, die sie so förderlich für Magen und Darm macht. Francis Pottenger Jr., ein Pionier auf dem Gebiet der Ernährungswissenschaft des frühen zwanzigsten Jahrhunderts, berichtete, dass Gelatine zusammen mit einer geeigneten Ernährungsumstellung bei der Verdauung von Nahrung helfe, und dies auch bei Nahrungsmitteln, die Patienten zuvor Probleme bereitet hatten. Er empfahl Mahlzeiten auf Gelatinebasis bei einem weiten Spektrum an Verdauungsproblemen, einschließlich Sodbrennen, Magengeschwür, Reizdarm und bei einem Leiden, das damals als „nervöse Verdauung" bezeichnet und von häufigem Erbrechen begleitet wurde.

Pottengers Zeitgenossen bestätigten seine Erkenntnisse, obwohl einige diese eher der Fähigkeit von Gelatine zuschrieben, die Innenwände der Eingeweide mit einem Film zu überziehen oder der Tatsache, dass Gelatine im Darm keinerlei Fermentationsprozessen unterliegt, die häufig die Grundlage für eine übermäßige Besiedelung mit schädlichen Bakterien sind. Heute raten sowohl ganzheitlich orientierte Ärzte als auch Ernährungswissenschaftler Patienten mit Magen-Darm-Problemen zu einer gelatinereichen Brühe. Auch reift allgemein die Erkenntnis, dass den meisten Verdauungsproblemen eine „Darm-Dysbiose" zugrunde liegt – eine Überbesiedelung mit pathogenen, krankheitserzeugenden Bakterien und Pilzen im Verhältnis zu den „guten" Darmbakterien, die normalerweise unseren Verdauungstrakt an erster Stelle bevölkern. Auch wenn dies nicht wissenschaftlich belegt ist, kann Gelatine eventuell diese Fehlbesiedelung zum Teil beheben und gleichzeitig den Verdauungsprozess fördern.

Noch bevor Kollagen und Gelatine in der Medizin zum Einsatz kamen, waren sie ein wichtiger Bestandteil der Ernährung unserer frühen Vorfahren. Diese „primitiven" Menschen waren aus der Not heraus sehr einfallsreich, wenn es um Essensvorräte ging. Kein Teil eines auf der Jagd erlegten oder gehaltenen Tieres blieb ungenutzt. Knochen und zähes Bindegewebe wurden zu Brühe verarbeitet, die nicht nur reich an Geschmack war, sondern auch einen hohen Nährwert aufwies. Nachdem die Knochen für die Brühe ausgekocht worden waren, wurden sie mithilfe von Steinwerkzeugen zermahlen und dann verzehrt. Heute wissen wir, dass sie nicht nur hervorragende Lieferanten von Kalzium und anderen lebenswichtigen

Mineralien sind, sondern auch reichlich Kollagenprotein beinhalten. Unsere Vorfahren wussten zwar nicht, woraus sich ihre Nahrung genau zusammensetzte, aber sie erkannten auf jeden Fall ihren gesundheitlichen Nutzen.

Traditionelle Gerichte aus aller Welt enthalten reichlich Kollagen und andere wichtige Nährstoffe. Bei den Inuit in den nördlichen Regionen der Arktis zählt das sogenannte *Muktuk,* das aus der Haut und dem Speck von Walen hergestellt wird, zu den Grundnahrungsmitteln. *Muktuk* ist ausgesprochen nahrhaft und liefert nicht nur Kollagen, sondern auch Vitamin D und essenzielle Fettsäuren. In Südamerika werden Fischköpfe, die reich an Kollagen und anderen Nährstoffen wie Vitamin A und Jod sind, zusammen mit Gemüse und Kräutern gegart. So entsteht die Basis für eine Suppe namens *Caldillo de congrio,* Spanisch für „Meeraalsuppe". Ein überall auf der Welt verbreitetes Gericht, das auf das Mittelalter zurückgeht, ist Schweinssülze. Die Grundlage ist ein Schweinekopf, der mit Zunge, Pfoten und Herz gekocht wird, um einen gelierten Aufschnitt herzustellen.

Ochsenschwanzsuppe ist eine weitere kollagenreiche Spezialität, die wahrscheinlich von französischen Auswanderern stammt, die im 17. Jahrhundert in England lebten. Später wurde sie in abgewandelter Form zum landestypischen Gericht in Südamerika und ist heute noch sehr verbreitet in der asiatischen Küche. Ein traditionelles vietnamesisches Gericht ist *Pho,* eine Suppe auf der Grundlage einer kollagenreichen Knochenbrühe, der verschiedene Fleisch- und Gemüsesorten hinzugefügt werden. Einer der beliebtesten Zusätze in *Pho* sind Rindfleischsehnen, die so lange gekocht werden, bis sie kaum mehr gekaut werden müssen. Sie sind nicht nur schmackhaft, sondern bestehen auch zu rund 80 Prozent aus Kollagenprotein.

Im späten 17. Jahrhundert entwickelte der französische Physiker Denis Papin eine Frühform des Dampfkochtopfes, den er als „Fermenter" bezeichnete und von dem er hoffte, dass er der ärmeren Bevölkerung helfen würde, mehr Nährstoffe aus Knochen zu ziehen. Leider erwies sich der Topf als zu kostspielig für das Zielpublikum. Kurz darauf wurde Papins Erfindung in größerem Maßstab zur effizienten Gewinnung von Gelatine eingesetzt, die als besonders nahrhaftes Lebensmittel galt, in dem Versuch, die ständig wachsende Bevölkerung Frankreichs zu ernähren, speziell die große Anzahl an Krankenhauspatienten und Kindern in Waisenhäusern. Philanthropen in Deutschland und England richteten später Küchen ein, in denen Suppen auf Gelatinebasis ausgegeben wurden.

Wie es wohl bei den meisten Ernährungstrends der Fall ist, wurde auch hier ein wenig zu weit gegangen. Man begann zu untersuchen, ob Mahlzeiten, die aus nichts weiter als Brot und Gelatine bestanden, ausreichend waren, um Menschen und Tiere zu ernähren. Dabei zeigte sich schnell, dass diese Art der Ernährung nicht ausreichte, um einen Menschen bei Gesundheit zu halten. In der Folge kam Gelatine aus der Mode.

Heute wissen wir, dass zwar weder Gelatine noch Kollagenprotein für sich allein genommen ausreichende Eiweißquellen darstellen, die ihnen zugrunde liegenden Aminosäuren aber gut sind für eine ausgewogene Ernährung. Gegen Ende des 19. Jahrhunderts machte der Wissenschaftler Carl Voit darauf aufmerksam, dass Gelatine über „proteinsparende" Eigenschaften verfüge und meinte damit, dass es im Rahmen einer Mischkost helfen könne, den Abbau des Körperproteins zu verhindern.

Heutzutage werden traditionelle Gerichte wie die erwähnten zunehmend geschätzt, und zwar sowohl wegen ihres

Nährwerts, als auch aufgrund des wachsenden Interesses daran, tatsächlich alle Teile eines Tieres zu verwerten. Knochenbrühe und Suppenfonds, die aus ansonsten nicht verwerteten Tierteilen hergestellt werden, gelten schon als neues „Superfood", unter anderem aufgrund der großen Menge an Kollagenprotein, die sie enthalten.

In meiner Ernährungsberatung ermuntere ich die Patienten dazu, das komplette Spektrum an Tierprodukten in ihre Ernährung einzubauen, insbesondere Innereien (Organe), Haut und Knochenbrühe. Wenn Sie – wie die meisten meiner Patienten unter 40 – damit aufgewachsen sind, Fleisch, Geflügel und Fisch ohne Haut und Knochen aufgetischt zu bekommen, dann ist Ihnen vielleicht schon beim Gedanken daran, die „anderen Teile" eines Tieres zu essen, ein wenig mulmig zumute. Sollte dies der Fall sein, dann wird es Sie sicherlich freuen zu hören, dass Sie die in Kollagen enthaltenen Nährstoffe auch zu sich nehmen können, ohne Ihren Gaumen zu überfordern. (Auch wenn *Pho*-Suppe mit Rindersehnen eines meiner Lieblingsgerichte ist und Ochsenschwanzsuppe ebenfalls zu meinem Speiseplan gehört, habe selbst ich mich bislang nicht an Schweinskopfsülze gewagt!) Neben einer kollagenreichen Ernährung sind Nahrungsergänzungsmittel eine praktische Möglichkeit, um Kollagenprotein zu sich zu nehmen. Worauf Sie bei der Auswahl achten sollten, erkläre ich in Kapitel 13.

Produkte aus Kollagen oder auf Kollagenbasis finden aufgrund ihres praktischen Nutzens und Nährwerts immer häufiger Verwendung in den Bereichen von Medizin und Pharmazie sowie in der Kosmetik- und Lebensmittelindustrie. Jüngste Forschungsergebnisse stützen das, was unsere „primitiven" Vorfahren instinktiv wussten und die ersten Ernährungswissenschaftler vermuteten.

KAPITEL 3

Warum sollte Kollagen ein Teil unserer heutigen Ernährung sein?

Wir essen aus vielerlei Gründen, aber rein körperlich gesehen besteht der Hauptgrund darin, den nahezu 40 Billionen Zellen, aus denen unser Körper besteht, wichtige Nährstoffe zuzuführen (ganz zu schweigen von den hungrigen Bakterien in unseren Eingeweiden, von denen es etwa zehnmal so viele gibt). Lebende Zellen benötigen eine ständige Zufuhr an Energie (Kalorien) und Rohmaterial (Nährstoffen) für die unzähligen biologischen Prozesse, die rund um die Uhr ablaufen – und zwar so lange, bis eine Zelle für den Körper nicht mehr nützlich und ihre Zeit abgelaufen ist. Es folgt die Apoptose oder der programmierte Zelltod. Ist ein Mensch rundum gesund, werden abgestorbene Zellen sofort durch identische ersetzt, die dieselben Funktionen erfüllen.

Von den folgenden Nährstoffen müssen wir regelmäßig ausreichende Mengen zu uns nehmen, um das Funktionieren unserer Zellen und in der Folge unseres Körpers sicherzustellen: Kohlenhydrate und Fett für die Energiezufuhr, 13 verschiedene Vitamine, mehr als 16 Mineralstoffe, bestimmte Arten von essenziellen Fettsäuren und Wasser. Fehlt nur ein einziger dieser Nährstoffe oder ist er nur in unzureichender Menge vorhanden, kann die normale Funktionsweise des Körpers gestört sein. Beispiele dafür sehe ich täglich in meiner Praxis. Menschen glauben beispielsweise, sich gesund zu ernähren, nur weil sie auf bestimmte Lebensmittel verzichten, von denen sie gehört haben, sie seien schlecht für die Gesundheit. Sie wissen aber nicht, dass sie ihrem Körper dadurch eventuell wichtige Nährstoffe vorenthalten, die er unbedingt benötigt. In Kapitel 14 erfahren Sie mehr darüber, auf welche Nährstoffe sie achten sollten, wenn Ihnen Ihr Körper und die Kollagenversorgung am Herzen liegen.

Wer bei einem Treffen von Ernährungsberatern das Thema Protein anschneidet, muss sich auf viele widersprüchliche Meinungen gefasst machen: „In den Industriestaaten essen die meisten Menschen zu viel Protein." „Viele Menschen essen viel zu wenig Protein." „Zu viel Protein schadet den Knochen." „Zu wenig Protein führt zum allmählichen Abbau von Muskeln und Knochen." „Wir können das gesamte Protein, das wir benötigen, aus pflanzlichen Quellen beziehen." „Die optimale Proteinquelle ist tierisch." Wen wundert es da noch, dass die Öffentlichkeit komplett verunsichert ist, was sie wem glauben soll?

Auch die anderen beiden Hauptnährstoffe, Fett und Kohlenhydrate, sind nicht unumstritten. Wenn ich gefragt werde, was ich von Ernährungsweisen halte, die nahezu komplett auf Fett und Kohlenhydrate verzichten und dafür auf einen hohen Proteinanteil setzen, dann antworte ich meist, dass es keinen universellen Ernährungsplan gibt, der für alle geeignet ist. Das mag so wirken, als wollte ich der Frage aus dem Weg gehen, aber es ist tatsächlich die Wahrheit – und im Übrigen der Grund, warum ich für alle meine Patienten in Bezug auf die Hauptnährstoffe maßgeschneiderte

Empfehlungen erstelle. Ich glaube, dass in Zukunft alle Diät-assistenten und Ernährungsberater so vorgehen werden, vor allem wenn uns mehr Möglichkeiten zur Verfügung stehen, um umfangreichere Untersuchungen zu veranlassen.

Was Protein angeht, können wir uns dennoch auf einige Fakten verlassen: Sicherlich essen manche Menschen zu viel Protein, aber die meisten von uns sollten definitiv mehr davon zu sich nehmen. Tierisches Protein – Fleisch, Geflügel, Meerestiere, Eier und Milchprodukte – ist tatsächlich das Protein mit der höchsten „biologischen Wertigkeit" und wir sollten jeden Tag zumindest eine kleine Portion davon essen, und zwar auch dann, wenn unsere Ernährung ausreichend pflanzliches Protein umfasst. Die biologische Wertigkeit wird daran gemessen, in welcher Menge ein bestimmtes Protein für sich allein genommen in die Proteine eines lebenden Organismus integriert wird, beziehungsweise wie effizient es zur Bildung von körpereigenem Protein genutzt werden kann. Bei Eiweiß aus tierischen Quellen liegt dieser Wert in der Regel zwischen 75 und 96 Prozent, wobei Eier und Molkeneiweiß an der Spitze der Tabelle stehen.

Den biologischen Wert von Nahrungseiweiß erkennt man auch daran, wie sehr es dem Profil des Körpers an essenziellen Aminosäuren entspricht. Es gibt neun essenzielle Aminosäuren – Histidin, Isoleucin, Leucin, Lysin, Methionin, Phenylalanin, Threonin, Tryptophan und Valin –, die wir im Verlauf eines Tages in ausreichender Menge zu uns nehmen müssen. Sollte nur eine davon fehlen oder in zu geringer Menge zugeführt werden, kann der Körper nicht das ganze Spektrum an Proteinen erzeugen, das er für sein Funktionieren benötigt. Alle neun müssen im richtigen Verhältnis vorhanden sein, um die charakteristischen Aminosäureketten bilden zu können, aus denen die körpereigenen Proteine bestehen. Interessanterweise hat Kollagen für sich alleine genommen aufgrund des fehlenden Tryptophans eine biologische Wertigkeit von Null. Bitte lesen Sie dennoch weiter – das Kollagen wird seinen Wert noch unter Beweis stellen!

Die biologische Wertigkeit der meisten pflanzlichen Proteinquellen, wie Hülsenfrüchte und Getreide, liegt unterhalb von 70 Prozent, wenn sie ohne Beilagen gegessen werden. Sojabohnen und Quinoa zählen zu den wenigen Ausnahmen, die eine höhere Wertigkeit haben. Diese niedrigen Werte hängen damit zusammen, dass sie im Vergleich zu tierischem Eiweiß eine geringere Menge an mindestens einer essenziellen Aminosäure aufweisen. Da wir jedoch praktisch nie ein einzelnes Eiweißprodukt essen, hat die biologische Wertigkeit nur einen begrenzten Nutzen, vor allem da pflanzliche Proteine eine ergänzende Funktion haben können. Getreide verfügt beispielsweise nur über einen geringen Lysin-Gehalt, dafür aber über einen hohen Anteil an Methionin. Hülsenfrüchte hingegen liefern viel Lysin und wenig Methionin. Wenn ich nun Hülsenfrüchte und Getreide kombiniere (zum Beispiel Bohnen und Reis), kann ich solch eine Lückenfülle und die Proteinqualität von pflanzlichen Eiweißquellen steigern.

Wie wir wissen, gibt es auch nicht essenzielle Aminosäuren, die der Körper ebenfalls benötigt, aber selbst herstellen kann. Zu diesen zählen Alanin, Asparagin, Asparaginsäure und Glutaminsäure. Normalerweise hat Ihr Körper kein Problem damit, diese Arten von Aminosäuren zu produzieren, sofern Sie nicht eine strenge Diät einhalten, bei der der Anteil an Kalorien und Protein sehr niedrig liegt.

Es gibt noch eine dritte Kategorie von Aminosäuren, die als bedingt essenzielle Aminosäuren bezeichnet werden. In diese Kategorie fallen Arginin, Cystein, Glutamin, Tyrosin, Glycin, Ornithin, Prolin und Serin. Sie können vom Körper hergestellt werden, aber – je nach Gesundheitszustand und Nährstoffbedarf des Körpers – nicht immer in ausreichenden Mengen. Wenn wir krank sind oder gestresst, werden sie daher manchmal essenziell, das heißt, wir müssen sie über die Nahrung zu uns nehmen, damit der Körper wieder gesunden kann.

Diese Tatsache macht zusätzlich deutlich, warum der Verzehr von Kollagen so wichtig für uns ist. Kollagenprotein ist reich an Glycin, das in den anderen Proteinen, die wir zu uns nehmen, nur in geringem Maße vorkommt. Wenn wir gesund sind, sollte unser Körper ausreichend Glycin aus anderen Aminosäuren herstellen können. Wie wir noch sehen werden, ist dies aber selbst unter optimalen Bedingungen nicht immer der Fall.

Glycin, die kleinste aller Aminosäuren, spielt viele wichtige Rollen. Eine der wichtigsten ist der gesunde Umsatz von Kollagen in unserem Körper. (Umsatz bedeutet hier nichts anderes als das Ersetzen alter Moleküle durch neu gebildete.) Früher nahm man an, dass der Kollagenumsatz ein extrem langsamer Prozess ist und Kollagenmoleküle eine Lebensdauer von mehreren Jahren haben.[1] In den letzten Jahren wurde diese Annahme durch zwei Untersuchungen infrage gestellt, die herausfanden, dass der Kollagenumsatz einen signifikanten Anteil des täglichen Gesamtumsatzes an Proteinen im Körper ausmacht, nämlich ungefähr ein Drittel des durchschnittlichen Tagesumsatzes von 300 Gramm.[2] Außerdem wissen wir nun, dass die Rate der Kollagenerneuerung keineswegs statisch ist, sondern durch die Aufnahme von Nährstoffen über den Minimalbedarf hinaus erhöht werden kann.

Doch warum ist es so erstrebenswert, dass unser Kollagenumsatz steigt? Ein Grund dafür ist, dass ein Kollagenmolekül mit zunehmendem Alter umso mehr Gelegenheit hat, unerwünschte chemische Veränderungen zu durchlaufen. Je länger es im Körper ist, ohne ausgetauscht zu werden, desto mehr Probleme gibt es durch Oxidation (Schädigung durch Sauerstoff) und Glykierung (Anbindung an Blutzucker) und umso mehr Quervernetzungen entstehen. Diese Prozesse bewirken, dass unser Kollagen steifer wird und an Flexibilität verliert. Im Laufe der Zeit wird dadurch die „Alterung" unseres Körpers beschleunigt.

Was können wir also tun, um die Geschwindigkeit des Kollagenumsatzes zu erhöhen? Natürlich müssen wir zunächst einmal eine ausreichende Menge an Proteinen zu uns nehmen, da dies den Umsatz aller Proteine im Körper beeinflusst. Wenn wir nur wenig Nahrungseiweiß zu uns nehmen, passt sich unser Körper daran an und senkt den gesamten Proteinumsatz. Strenge Vegetarier erleben dies am ehesten, weil sie häufig weniger Nahrungseiweiß zu sich nehmen, und die Proteine, die sie essen, meist eine geringere biologische Wertigkeit haben. Der reduzierte Proteinumsatz findet natürlich größtenteils unbemerkt statt, kann aber zu einem Verlust an Muskelmasse und geringerer Knochenfestigkeit führen sowie anfälliger machen für Krankheiten.

Ein guter Anfang ist, jeden Tag rund ein Gramm Protein pro Kilogramm Körpergewicht zu sich zu nehmen. Falls Sie sehr muskulös sind, viel Sport treiben, die 50 überschritten haben oder sich von einer Krankheit oder einem Unfall erholen, benötigen Sie mehr. Eine gesunde Frau mit einem Körpergewicht von 75 Kilogramm sollte gemäß dieser Empfehlung also 75 Gramm Protein oder mehr zu sich nehmen, bei einem gesunden Mann von 100 Kilogramm Gewicht wären es mindestens 100 Gramm Protein. Das bedeutet nicht, dass Sie große Mengen Fleisch essen müssen. So enthalten beispielsweise rund 120 Gramm Rindfleisch, Hühnchen oder Fisch etwa 30 Gramm Protein, eine Tasse gekochte Hülsenfrüchte etwa 15 Gramm und nahezu jedes vollwertige Lebensmittel, das wir essen, enthält pro Portion mindestens ein bis zwei Gramm Protein.

Obwohl die täglichen Mindestmengen gar nicht so schwer zu erzielen sind, kommen viele Patienten zu mir, deren Proteinaufnahme keineswegs optimal ist. Sie sollten sich Ihre eigene Bilanz einmal anschauen, um zu sehen, wo Sie stehen. Hilfreich sind beispielsweise Smartphone-Apps und Computerprogramme, die Sie im Internet unter den Stichworten „Nährwertrechner" oder „Kalorienzähler" leicht finden können.

Neben dem Gesamtbedarf an Proteinen, die es dem Körper zuzuführen gilt, ist es vor allem wichtig, den Bedarf an Glycin zu stillen. Womöglich denken Sie nun, dass Sie doch sicher schon einmal davon gehört hätten, wenn so viele Menschen an einem Glycinmangel litten. Nun, auch wenn diese Tatsache vielleicht nicht gerade Schlagzeilen macht, wären Sie wahrscheinlich überrascht zu erfahren, dass die meisten Menschen sehr stark von mehr Glycin in ihrer Nahrung profitieren würden. Eine Gruppe von Wissenschaftlern aus Spanien und Frankreich ist genau zu diesem Schluss gekommen und hat ihn in der folgenden Aussage zusammengefasst: „Ernährungs- und klinische Studien aus den vergangenen zwanzig Jahren deuten darauf hin, dass *die Menge an Glycin beim Menschen nicht ausreicht, um die Stoffwechselanforderungen zu erfüllen, und dass eine Nahrungsergänzung angebracht zu sein scheint.*" (Hervorhebung durch die Autorin)

Zu dieser Schlussfolgerung gelangten die Wissenschaftler, indem sie zunächst von der belegten Tatsache ausgingen, dass wir im Rahmen einer typischen Ernährungsweise täglich zwischen 1,5 und 3 Gramm Glycin zu uns nehmen. Der Spielraum ergibt sich aus der Menge und Qualität des konsumierten Glycins. Eine weitere Messung ergab, dass der menschliche Körper rund 3 Gramm Glycin pro Tag selbst herstellt, größtenteils aus der Aminosäure Serin. Insgesamt kommen wir so auf eine Glycinzufuhr von 4,5 bis 6 Gramm pro Tag. Als Nächstes galt es herauszufinden, wie viel Glycin der Körper täglich benötigt, vor allem für die Synthese von Kollagen, für das Antioxidans Glutathion, für Galle für die Fettverdauung, für die Hämgruppe im Hämoglobin (das den Sauerstoff transportiert) sowie einige andere biologische Prozesse. Hier kamen die Wissenschaftler auf einen Wert von rund 14,5 Gramm pro Tag. Der bei Weitem größte Teil davon bezog sich auf die Kollagensynthese, die für einen maximalen Umsatz rund 12 Gramm am Tag benötigt.

Beim Errechnen der Differenz stellte sich heraus, dass beim täglichen Angebot und Bedarf an Glycin eine gewaltige Lücke von 8,5 bis 10 Gramm klafft. Wie bedeutsam ist dieses Defizit und welche Probleme können sich daraus im Zeitverlauf ergeben?

Zu den kritischen Zeiträumen, in denen sich ein Glycinmangel besonders schädlich auswirkt, zählen die Schwangerschaft und das Alter. Ich werde in Kapitel 11 noch näher auf diese Lebensabschnitte eingehen. Für den Durchschnittsbürger unter 60 ist ein Mangel nicht ganz so gravierend, aber dennoch problematisch. Wie bereits erwähnt, sinkt der Umsatz unseres eigenen Kollagens proportional zum Mangel an Glycin, wodurch in jedem Gewebe, das reich an Kollagen ist, die Anzahl der Schäden zunimmt. Wie Studien zeigen, auf die ich in späteren Kapiteln noch zu sprechen komme, können wir durch die Zufuhr von Kollagenprotein all jene Teile unseres Körpers auffrischen, die einen hohen Anteil davon enthalten. Das Auffüllen unseres Glycinvorrats ist ein wichtiger Grund, warum die Einnahme von Kollagenprotein die Kollagenproduktion unterstützt.

Neben den rund 12 Gramm Glycin, die eine optimale Kollagensynthese erfordert, benötigt der Körper die relativ klein wirkende Menge von 2,5 Gramm Glycin, um weitere wichtige Funktionen zu unterstützen. Ohne eine ausreichende Menge an Glycin kann beispielsweise die Produktion von Glutathion sinken. Glutathion gilt als der wichtigste antioxidativ wirkende Stoff im Körper. Studien deuten darauf hin, dass Glycinmangel den oxidativen Stress im Körper erhöht. Auf diese und andere wichtige Rollen, die Glycin im Körper übernimmt, gehe ich in Kapitel 10 noch genauer ein.

Prolin ist nahezu ebenso wichtig wie Glycin, denn es stellt zusammen mit einer modifizierten Form, dem Hydroxyprolin, etwa ein Viertel der Aminosäuren in Kollagen. Auch für die Proteinsynthese im gesamten Körper ist es wichtig, denn wir benötigen mehr Prolin als andere Aminosäuren.

Prolin ist auch ein wichtiger Ausgangsstoff für die Argininsynthese. Arginin ist ebenfalls eine Aminosäure, die wir zur Bildung des wichtigen Moleküls Stickoxid benötigen. Stickoxid spielt unter anderem eine Rolle bei der Regulierung des Blutflusses, der Kontraktion der Muskeln und dem Transport von Nährstoffen. Es agiert als natürlicher Vasodilatator, was bedeutet, dass es die Blutgefäße erweitert, damit das Blut ungehindert in alle Teile des Körpers fließen kann. Wenn Sie viel Sport treiben, dann ist Ihnen Stickoxid womöglich bereits als Mittel zur Leistungssteigerung bekannt. Und da

43

Arginin auch noch 9 Prozent des Kollagenproteins ausmacht, gibt es für Sportler tatsächlich mehr als einen Grund es zu schätzen!

Genau wie Glycin stellt unser Körper Prolin ebenfalls aus anderen Aminosäuren her, auch aus über die Nahrung aufgenommenem Arginin (Prolin und Arginin werden je nach Bedarf zum jeweils anderen umgebaut). In Experimenten, bei denen Testpersonen eine prolinfreie Ernährung erhielten, sank der Prolin-Spiegel im Blut um 20 bis 30 Prozent, was belegt, dass Prolin aus Nahrungsmitteln zur Optimierung der Prolin-Menge im Körper benötigt wird, auch wenn der genaue Bedarf noch nicht bestimmt werden konnte.

Anders als bei Glycin sind nahezu alle eiweißreichen Lebensmittel auch gute Prolin-Quellen, wobei Kollagenprotein (23 Prozent Prolin und Hydroxyprolin) und Milcheiweiß (12 Prozent Prolin) am besten abschneiden. Die Tatsache, dass Milch reich an Prolin ist, erscheint durchaus verständlich – Neugeborene benötigen sehr viel Prolin und die Menge übersteigt zunächst ihre Fähigkeit, es selbst zu synthetisieren. Wenn Sie streng vegan leben, kann es womöglich schwierig sein, ausreichend Prolin über die Nahrung zu sich zu nehmen, da tierisches Eiweiß in der Regel drei bis sechs Mal so hohe Mengen an Prolin enthält wie pflanzliches Protein.

Bei einer Ernährung, die eine ausreichende Menge an Eiweiß umfasst, wird in der Regel eher ein Mangel an Hydroxyprolin eintreten als an Prolin. Zur Herstellung von Hydroxyprolin benötigt der Körper Prolin aus der Nahrung, ebenso wie Vitamin C und Eisen. Hydroxyprolin wird gemeinsam mit einer zweiten „hydroxylierten" Aminosäure benötigt, um Prokollagen zu bilden, den Vorläufer des körpereigenen Kollagens.

Wir sollten also stets ausreichend Vitamin C zu uns nehmen, um diesen fortlaufenden Prozess zu unterstützen.

Speziell für die Wundheilung ist es wichtig, prolinreiche Lebensmittel zu sich zu nehmen, da der Körper zur Reparatur des geschädigten Gewebes zusätzliches Prolin benötigt. Welche wichtigen Rollen Prolin genau übernimmt, erzähle ich Ihnen in Kapitel 10.

Kollagenprotein: Mehr als die Summe seiner Teile

Kollagenprotein arbeitet auf eine Weise, die die Wirkung der einzelnen Aminosäuren, aus denen es besteht, erheblich übersteigt. Jedes Kapitel in diesem Buch ist einem anderen Bereich gewidmet, in dem Sie von der Einnahme von Kollagenprotein profitieren können.

Bevor wir uns jedoch damit beschäftigen, was Kollagen so spannend macht, möchte ich auf einige wichtige Begriffe hinweisen, denen Sie im Verlauf dieses Buchs immer wieder begegnen werden. Zunächst einmal fasse ich alle Formen von Kollagenprotein, die wir uns zuführen können (zum Beispiel gereinigte Gelatine, Geflügelhaut, Rindersehnen und Kollagenpeptide) unter dem Oberbegriff „Kollagenprotein" zusammen. Wenn ich das einzelne Wort „Kollagen" benutze, bezieht es sich auf das Kollagen, das wir in unserem Körper haben.

Als Nächstes gilt es, den grundlegenden Unterschied zwischen Kollagenprotein in Form von Gelatine und Kollagenprotein in Form von Kollagenpeptiden zu verstehen:

Gelatine ist eine teilweise aufgespaltene Form von Kollagenprotein. Man erhält sie, indem man zunächst eine Quelle tierischen Kollagenproteins (Haut, Knochen, Schuppen usw.) entweder mit einer Säure oder Lauge behandelt und dann erhitzt, bis die einzelnen Stränge tierischen Kollagenproteins sich voneinander trennen. Die ersten wissenschaftlichen Studien zu Kollagenprotein verwendeten Gelatine, weil hydrolysiertes Kollagenprotein, das wir uns als Nächstes anschauen, erst seit rund einem Jahrzehnt verfügbar ist. Gelatine kommt besonders Fingernägeln und einer gesunden Verdauung zugute, genauso wie eine Knochenbrühe, die Gelatine und andere Nährstoffe enthält. Gelatine verfügt über die besondere Eigenschaft, beim Erkalten zu einem Gel zu erstarren, da sie nur zum Teil aufgespalten ist und Wasserstoffatome enthält, die für die Anziehung von Wasser verantwortlich sind.

Was Sie allerdings im Ladenregal und im Internet vorwiegend finden werden, ist das, was ich durchgängig als „Kollagenpeptide" bezeichnen werde, sofern ich nicht die Einzelheiten einer Studie bespreche und mich dabei an die Terminologie der Autoren halte. Die Begriffe „Kollagenpeptide", „hydrolysiertes Kollagen" und „Kollagenhydrolysat" – ebenso wie das seltener verwendete „hydrolysierte Gelatine" – beziehen sich alle auf das gleiche Produkt: Kollagenprotein, das durch den Einsatz spezieller Eiweiß spaltender Enzyme in noch kleinere Teile aufgebrochen wurde. Manchmal wird auch der Begriff „hydrolysierte Kollagenpeptide" verwendet, der jedoch „doppelt gemoppelt" ist, da jegliches Kollagen in Peptidform hydrolysiert wurde.

Auch wenn die Unterschiede verwirrend erscheinen, so gibt es doch nur einige wenige Dinge, die Sie sich merken müssen: Zum einen stehen Kollagenpeptide im Mittelpunkt nahezu aller heutigen Untersuchungen und das mit gutem Grund, wie Sie noch feststellen werden. Zum Zweiten geht man davon aus, dass das Vorhandensein von „bioaktiven" Dipeptiden und Tripeptiden (aus zwei beziehungsweise drei Aminosäure-Resten aufgebaute Peptide) der Grund für viele der gesundheitlichen Vorteile von Kollagenpeptid-Produkten sind. Und zum Dritten können Grad und Form der Hydrolyse oder wie viele aktive Dipeptide und Tripeptide ein Kollagenprodukt enthält, abweichen.

Was also macht Kollagenpeptide so besonders? Während man früher davon ausging, dass alle Proteine und Peptide im Verdauungstrakt restlos in die Aminosäuren aufgespalten werden, aus denen sie bestehen (beispielsweise Glycin und Prolin), wissen wir heute, dass dies nicht der Fall ist. Es gibt mehrere Kollagendipeptide und -tripeptide, die nicht vollständig verdaut werden, sodass bis zu 10 Prozent noch intakt sind, wenn sie in den Blutstrom gelangen. Diese bioaktiven Peptide zirkulieren dort mehrere Stunden lang und gelangen über das Blut an viele Orte, etwa zur Haut und zu den Gelenken, wo sie ihre wohltuende Wirkung bis zu zwei Wochen lang entfalten können. Die meisten dieser bioaktiven Peptide enthalten Hydroxyprolin, das hauptsächlich mit Prolin verbunden ist, aber auch mit anderen Aminosäuren.

Unser eigener Magen-Darm-Trakt kann ebenfalls bioaktive Peptide erzeugen. Der Grund hierfür ist, dass intaktes Kollagenprotein – ähnlich wie andere Nahrungseiweiße – nicht komplett verdaut wird. Allerdings gibt es keine Untersuchungen über die produzierte Menge und ob diese die gleichen nützlichen Wirkungen hat wie die Kollagenpeptide, die wir als Nahrungsergänzungsmittel zu uns nehmen können. Die Fachliteratur ist sich weitestgehend einig, dass die von Nahrungsmittelquellen mit intaktem Kollagenprotein (im

Gegensatz zu Kollagenpeptiden) stammende Menge zu klein ist, um sichtbare Auswirkungen zu haben. Andererseits berichten Menschen, die regelmäßig Nahrung zu sich nehmen, die reich an Kollagenprotein ist, dass ihre Haut und Gelenke positiv darauf reagieren. Es ist durchaus vorstellbar, dass das schonende Auskochen von Knochen in einer Brühe über einen längeren Zeitraum hinweg zusätzlich zu intakter Gelatine auch einige aktive Kollagenpeptide erzeugt.

In den folgenden Kapiteln werde ich Ihnen einige wichtige Forschungsergebnisse vorstellen, damit Sie entscheiden können, welche Methode der Kollagenproteinaufnahme für Sie am geeignetesten ist. Beginnen werden wir mit einer Frage, die viele Frauen und Männer beschäftigt: Liefert Kollagenprotein wirklich die Schönheitseffekte, die es verspricht?

KAPITEL 4

Schönheit von innen

Glatte, strahlende, ebenmäßige und jugendliche Haut – gibt es ein Körpermerkmal, das noch begehrter ist? Menschen jeglichen Alters, jeglicher Herkunft und jeglichen Geschlechts streben danach und dementsprechend boomt der Markt für Anti-Aging-Hautpflege. Allein in den USA lag der Umsatz im Jahr 2016 bei über einer Milliarde US-Dollar. Mittlerweile nutzen bereits viele Menschen unter 30 diese Produkte, in der Hoffnung, den Zeichen der Zeit in Form von Falten, Altersflecken und mangelnder Spannkraft Paroli bieten zu können. Gleich nach unserer kollektiven Liebe zu Hautpflegeprodukten kommt unser Wunsch nach vollem, glänzendem Haar und langen, festen Fingernägeln.

Gutes Aussehen hilft uns dabei, einen vorteilhaften ersten Eindruck zu machen, und kann unser Selbstbewusstsein fördern. Und wenn wir gut auf uns achten, kann unser Aussehen unser Alter Lügen strafen. Ein jugendliches Erscheinungsbild ist mehr als nur ein attraktives Äußeres – es ist ein Zeichen von Gesundheit und Vitalität. Cremes und Lotionen können zwar eine Hilfe sein, aber einer der besten Wege, um jung auszusehen, ist es, im Inneren jung zu bleiben!

In diesem Kapitel erfahren Sie, wie Kollagen, das wir über die Nahrung zu uns nehmen, die Gesundheit der äußeren Körperhülle, des sogenannten Integuments, fördern kann.

Medizinisch gesehen bezeichnet das Integument das Organsystem, das aus der Haut – dem größten Einzelorgan unseres Körpers – und zwei weiteren Strukturen besteht, nämlich Nägeln und Haaren. Zusammen errichtet dieses Trio eine Barriere gegenüber der Außenwelt und schützt uns vor physischen, chemischen und mikrobiellen Angriffen sowie der Belastung durch Strahlen. Eine weitere wichtige Aufgabe ist die Regelung von Körpertemperatur und Feuchtigkeit, indem das System sich ständig an die wechselnden Umstände anpasst.

Unser größtes Organ

Als größtes Organ unseres Körpers enthält unsere Haut rund 40 Prozent des körpereigenen Kollagenproteins. Daher lässt sich an ihr der Gesamtzustand des Körperkollagens auch am einfachsten beurteilen, speziell in Bereichen, die der Sonne weniger stark ausgesetzt waren. Nehmen Sie die Haut einmal genau unter die Lupe. Ist sie fahl oder strahlend frisch? Ist der Hautton warm oder eher gräulich? Ist die Haut relativ straff oder ist sie um Augen und Kinnpartie schon ein wenig erschlafft? Haben Sie das Gefühl, mehr oder weniger Falten und Altersflecken zu haben als andere in Ihrem Alter? Wie sieht es mit Dehnungsstreifen oder Cellulite aus (relativ wahrscheinlich, wenn Sie weiblich sind)? All diese Veränderungen sind bis zu einem gewissen Maß normal, doch wenn Sie das Gefühl haben, schneller zu altern, als es eigentlich der Fall sein sollte, dann ist es niemals zu spät, aktiv zu werden!

Viele Faktoren bestimmen, auf welche Weise unsere Haut reift und altert, beispielsweise unsere Gene. Dennoch kennen wir wohl alle Familien, in denen ein älteres Geschwister wesentlich jünger aussieht als die nachfolgenden. Ultraviolettes Licht, Rauchen, Bewegungsmangel, Luftverschmutzung und andere Giftstoffe, zu wenig Schlaf und schwankendes Gewicht tragen alle zu einem schnelleren Niedergang des jugendlichen Aussehens der Haut bei. Sonneneinstrahlung ist der Hauptgrund für ultraviolettbedingte Lichtalterung und zugleich der einflussreichste Faktor, den wir selbst steuern können. Unter Lichtalterung versteht man eine Beschleunigung der normalen Hautalterung durch das Eindringen von ultraviolettem Licht in die tieferen Schichten der Haut. Dadurch wird das Kollagen in der Haut zersetzt und der Wiederaufbau von beschädigtem Kollagen behindert. Neben einem vernünftigen Umgang mit Sonnenlicht steht eine Ernährung, die reich an Kollagenproteinen ist, ganz oben auf der Liste dessen, was wir selbst für unsere Haut tun können.

Bevor wir uns näher mit den Studien befassen, die zeigen, welche Auswirkungen eine kollagenreiche Ernährung auf die Haut hat, wollen wir noch einmal einen kurzen Blick auf die Anatomie und Physiologie unserer Haut werfen. Diese besteht aus drei miteinander verbundenen Schichten: der Epidermis (die dünnste und äußere Schicht), der Dermis (die dickere Innenschicht, die der Haut ihre Festigkeit und Elastizität gibt) und der Hypodermis (der gepolsterten, fettreichen Gewebeschicht unterhalb der Dermis).

Die Epidermis besteht aus vier oder fünf Zellschichten, von denen 90 Prozent reich an dem Protein Keratin sind, weshalb die Zellen auch als Keratinozyten bezeichnet werden. Keratin unterscheidet sich in mehrerlei Weise von Kollagen, wie ich gegen Ende dieses Kapitels noch näher erläutern werde. Die äußerste Schicht der Keratinozyten ist so weit von der darunter liegenden Dermis entfernt, dass diese Zellen ständig aufgrund von Nährstoffmangel absterben, mit einer Rate von etwa 40.000 Zellen pro Minute. Wenn Sie sich jemals gefragt haben, wo der ganze Staub in Ihrer Wohnung herkommt – nun, ein nicht geringer Teil sind einfach tote Hautzellen! Die abgestoßenen Zellen werden ständig durch neue Keratinozyten ersetzt, die aus den darunter liegenden Schichten stammen. Zu den weiteren Zellen, die in der Epidermis zu finden sind, zählen Melanozyten, die das Hautpigment Melanin produzieren, und Langerhans-Zellen, die krankheitserregende Mikroben bekämpfen.

Die Dermis liegt gleich unterhalb der Epidermis und besteht aus zwei Schichten. Die eine Schicht grenzt an die Epidermis an und reicht in Form von fingerähnlichen Erhebungen in sie hinein. Diese Erhebungen versorgen die Epidermis nicht nur mit Nährstoffen und Sauerstoff, sondern enthalten auch Nerven, die es uns ermöglichen, über die Hautoberfläche Berührungen, Kälte, Wärme und Schmerz wahrzunehmen. Die zweite, tiefere Schicht der Dermis besteht größtenteils aus Kollagenfasern, die in Bündeln geordnet und mit elastinhaltigen Fasern überzogen sind. Zusammen bilden sie das Bindegewebe, aus dem unsere Haut größtenteils besteht. Im Gegensatz zur Epidermis wird die Dermis nicht ständig komplett ersetzt, weshalb die Farbe unserer Haut und das Hautbild im Allgemeinen unser Leben lang gleich bleiben.

In der Dermis finden wir vor allem Typ-I-Kollagen, organisiert in Fibrillen, die durch Vernetzung größere Kollagenfasern bilden. Die mechanischen und physischen Eigenschaften der Haut werden durch die Größe und Anordnung dieser Kollagenfibrillen bestimmt. Die Basalmembran, die dünne Schicht zwischen Epidermis und Dermis, besteht zu etwa 50 Prozent aus Typ-IV-Kollagen, das ein Netz bildet und für Stabilität sorgt.

Unterhalb der Dermis befindet sich eine Schicht aus lockerem Bindegewebe, das als Hypodermis bezeichnet wird. Hier finden wir unser „subkutanes Fettgewebe", also das Fett unter unserer Haut, das uns warm hält, ein Polster für Muskeln und Knochen bildet und unsere Körperkonturen formt. Dabei ist das Unterhautfettgewebe durchaus kein statischer Bereich, denn es ist an Stoffwechselprozessen beteiligt und spielt beispielsweise eine Rolle bei der Blutzucker- und Cholesterinregulierung. Im Vergleich zum Bauchfett (dem sogenannten Viszeralfett), wird das Unterhautfettgewebe zunehmend als positive Form der Fettablagerung angesehen.

Was passiert mit der Haut, wenn wir älter werden?

Mit zunehmendem Alter durchläuft unsere Haut einige Veränderungen. Sie wird dünner, verliert Unterhautfettgewebe und sieht insgesamt weniger prall und glatt aus als in unserer Jugend. Kratzer, Schnitte und Verbrennungen benötigen mehr Zeit, um zu heilen. Kollagen ist in hohem Maße für den Zustand und das Erscheinungsbild der Haut verantwortlich, doch leider nimmt seine Menge und Dichte mit dem Alter und durch den Einfluss von schädlichem ultraviolettem Licht ab.

Zusätzlich verliert das normalerweise straff organisierte Kollagennetz in unserer Dermis mit zunehmendem Alter an Zusammenhalt. Bei diesem Prozess, der auch als Fragmentierung bezeichnet wird, lockern sich die Kollagenfibrillenbündel und werden zudem dünner und kürzer, was zu einer Verminderung der Hautdicke führt. Durch die Abtrennung dieser desorganisierten Kollagenfibrillen von den sie umgebenden Fibroblasten entsteht noch mehr Fragmentierung. Dieser Teufelskreis ist nicht allein auf die chronologische Alterung begrenzt, sondern wird in ähnlicher Form auch durch exzessive Sonneneinstrahlung verursacht.

Auf molekularer Ebene ist eine Gruppe von Enzymen, die als „Matrix-Metalloproteasen" bekannt sind, für einen rapiden Kollagenabbau verantwortlich. Stark vereinfacht kann man sagen, dass die steigende Aktivität der Metalloproteasen dazu führt, dass die Kollagenfibrillen immer stärker fragmentieren. In der Folge verlieren die Fibroblasten ihre Verbindungsstelle zum Kollagen. Durch den Verlust dieser Bindungsstelle bleiben die Fibroblasten nicht länger in ihrem natürlichen gestreckten Zustand, was die Bildung von Metalloproteasen weiter steigert und die Kollagenproduktion sinken lässt.

Ungünstigerweise findet das nicht nur in der Haut statt, sondern überall dort, wo es viel Kollagen gibt – in Knochen, Knorpel, Sehnen und Bändern. Und obwohl man diesem Prozess nicht vorbeugen kann, bewirkt eine hohe Sonneneinstrahlung zweierlei: Sie beschleunigt die Metalloprotease und unterdrückt zusätzlich die Kollagensynthese. Im Grunde genommen ist also im Laufe der Zeit Ihr gesamter Körper betroffen, aber Ihre Haut ist besonders anfällig für diesen Prozess. Tatsächlich ist exzessives Sonnenbaden der Hauptgrund für die Alterung der Haut.

Diese Alterungsprozesse beschleunigen sich mit jedem Lebensjahrzehnt und sorgen dafür, dass langsam aber sicher zunächst feine Fältchen auftauchen, die dann zu oberflächlichen und schließlich tieferen Falten und erschlaffter Haut werden, speziell rund um Mund, Kinnpartie und Augen. Bei Frauen werden diese Veränderungen vor allem nach der

Menopause sichtbar, und zwar nicht nur im Gesicht, sondern auch an Stellen des Körpers, die häufiger der Sonne ausgesetzt sind, wie Hals und Dekolleté. Bei Männern geht die Hautalterung meist weniger sprunghaft vor sich.

Wenn wir älter werden, kommt zum Kollagenabbau noch eine langsame und stetige Abnahme der Menge an Hyaluronsäure in Dermis und Epidermis hinzu. Hyaluronsäure ist der natürliche Befeuchter der Haut und kann nahezu das Tausendfache ihres Eigengewichts an Wasser halten. Der schleichende Verlust an Hyaluronsäure zeigt sich in der verminderten Fähigkeit der Haut, Feuchtigkeit zu speichern, sodass die Haut im Alter trockener wird. Fältchen und Falten werden so stärker sichtbar und die Haut erscheint zunehmend rau. Trockenheit ist ein weiteres Problem, weil sie die Schutzfunktion der Epidermis untergräbt.

Wie Kollagen helfen kann

Ein guter Sonnenschutz ist Ihr bester Freund und Helfer, wenn es darum geht, Ihre Haut jugendlich zu halten. Zusätzlich können sie zwischen verschiedenen Seren und Cremes wählen. Ich werde jetzt nicht näher darauf eingehen, welche Inhaltsstoffe empfehlenswert sind oder nicht, denn auch darüber ließe sich ein ganzes Buch schreiben! Wo wir jedoch schon beim Thema sind, werfen wir einen kurzen Blick auf die Frage, ob die Haut Kollagen überhaupt aufnehmen kann. Kollagenprotein findet sich in vielen kosmetischen Gesichtscremes und Lotionen, obwohl es nur begrenzte Belege dafür gibt, dass es tatsächlich eine Wirkung hat. Die einzige Kollagenform, die äußerlich aufgetragen möglicherweise einen Nutzen bringen kann, ist eine, bei der das Kollagen in sehr kleine Peptide hydrolysiert wurde, was allerdings bei einigen Menschen zu einer allergischen Dermatitis führen kann. Eine Studie ergab, dass das vierwöchige Auftragen eines *synthetischen*, dem Kollagen lediglich ähnlichen Peptids die Faltenbildung rund um die Augen bei Frauen zwischen 40 und 62 Jahren vermindern kann. Ich habe nur einen Hersteller gefunden, der Kollagenpeptide für kosmetische Anwendungen anbietet, die sowohl sicher als auch effektiv waren, wobei es jedoch noch keine entsprechenden Produkte gibt, die für Endverbraucher erhältlich sind.

Für eine optimale Gesundheit der Haut ist eine gute Ernährung unumgänglich, wie Untersuchungen zu einer Vielzahl von Nährstoffen und Lebensmitteln wiederholt gezeigt haben. Eine kollagenreiche Ernährung ist dabei eine der besten Möglichkeiten, um die Haut zu nähren und dafür zu sorgen, dass sie feuchter, straffer, glatter und weniger anfällig für Umwelteinflüsse ist.

Bevor wir uns einige dieser Untersuchungen näher ansehen, interessiert es Sie vielleicht zu erfahren, wie der Konsum von Kollagenprotein dazu beiträgt, die Haut jugendlicher zu erhalten. Aus Kapitel 3 wissen Sie bereits, auf welche Weise hydrolysierte Kollagenpeptide verdaut werden, und dass eine signifikante Menge den Darm passiert, ohne aufgespalten zu werden, und somit intakt in den Blutkreislauf gerät. Davon wiederum wird ein Teil in Geweben wie Knorpel und Haut eingelagert. Doch was dann geschieht, wird Sie womöglich ebenso überraschen wie mich, als ich es zum ersten Mal hörte.

Eine aktuelle Theorie besagt, dass diese zirkulierenden Peptide das falsche Signal aussenden, sodass bestehendes Kollagen aktiv zerstört wird, wodurch ein Anstieg der Synthese von neuen, stärkeren Kollagenfibrillen ausgelöst wird. Gleichzeitig regen die Kollagenpeptide die Synthese von Hyaluronsäure an, die dafür verantwortlich ist, die Feuchtigkeit in der Haut zu halten. Kollagenpeptide senken auch die Überaktivität der Matrix-Metalloprotease, die für den Abbau von Kollagen im Körper verantwortlich ist.

Mithilfe von präklinischen Studien an isoliertem Gewebe und Tieren sowie klinischen Humanstudien haben Wissenschaftler untersucht, was passiert, wenn dem Nährmedium des Gewebes beziehungsweise der Nahrung Kollagenprotein zugesetzt wird. Ein Hauptziel war herauszufinden, wie die Hautfeuchtigkeit erhöht und zugleich Fältchen, Falten, schlaffe und raue Haut sowie Hautverfärbungen gemindert werden können. Da Sie das sicher ebenso interessant finden wie ich, schauen wir uns die Ergebnisse gleich einmal näher an.

Beginnen möchte ich mit dem spannendsten Teil, nämlich den klinischen Studien. Hier wird geprüft, was passiert, wenn Menschen wie Sie und ich jeden Tag Kollagenprotein zu sich nehmen. Die Mehrzahl der Hautuntersuchungen wurden bei Frauen vorgenommen, wahrscheinlich weil Frauen das Erscheinungsbild ihrer Haut in der Regel wichtiger ist als Männern (Frauen können sich schließlich nicht hinter einem Bart verstecken!). Das bedeutet jedoch nicht, dass die Ergebnisse nicht auch auf Männer zutreffen.

Hautfeuchtigkeit erhalten

Im Rahmen einer dreiteiligen Studie, die im Jahr 2015 im *Journal of Cosmetic Dermatology* veröffentlicht wurde, führte eine Gruppe von Forschern zwei klinische Versuchsreihen mit Kollagenpeptiden durch – die erste mit japanischen, die zweite mit französischen Frauen. Im dritten Teil der Studie maßen die Wissenschaftler, welche Veränderungen sich an kleinen Hautproben zeigten, auf die man Kollagenpeptide hatte einwirken lassen.

An der ersten klinischen Studie nahmen 33 gesunde Japanerinnen im Alter zwischen 40 und 59 Jahren teil, die aufgrund des geringen Wassergehalts ihrer Haut ausgewählt wurden. Die Teilnehmerinnen wurden in drei parallele Gruppen aufgeteilt, in denen die Verteilung nach Feuchtigkeitsgehalt jeweils gleich war, und sie erhielten ein Getränk, das entweder 10 Gramm eines Placebos (Dextrin) enthielt oder 10 Gramm von einem von zwei Kollagenpeptiden – das eine auf mariner (aus dem Meer stammender), das andere auf porziner (vom Schwein stammender) Basis (Peptan F oder Peptan P). Die Frauen wurden angewiesen, das Getränk vor dem Zubettgehen zu sich zu nehmen. Es gab keine zusätzlichen Instruktionen zur Hautpflege. Nach jeweils vier und acht Wochen Behandlung wurde das Gesicht der Frauen mithilfe spezieller elektronischer Geräte auf seinen Feuchtigkeitsgehalt und die Rate des Feuchtigkeitsverlusts geprüft.

Die Peptan-F-Gruppe wies nach dem vollen Zeitraum von acht Wochen einen Anstieg der Hautfeuchtigkeit um 12 Prozent auf. Die Ergebnisse der Peptan-P-Gruppe waren allerdings noch beeindruckender, denn hier zeigte sich schon nach den ersten vier Wochen ein Feuchtigkeitszuwachs von 16 Prozent und ein Anstieg von bis zu 28 Prozent nach acht Wochen! Die Rate des Feuchtigkeitsverlustes blieb innerhalb aller drei Gruppen stabil, was bedeutet, dass die gesamte zusätzliche Feuchtigkeit innerhalb der Haut gebildet wurde. (Was das genau bedeutet, erkläre ich, wenn ich auf die dritte Studie der Reihe eingehe.)

Trockene Haut mit Feuchtigkeit versorgen – kennen wir nicht alle Lotionen, Cremes und verschiedene Serum-Varianten, die genau das versprechen? Sicherlich gibt es einige äußerlich anzuwendende Produkte, die besser als andere dafür sorgen, dass die Haut weniger Feuchtigkeit verliert. Entscheidend jedoch ist der Wassergehalt, der in der Haut selbst erzeugt wird, und diese Studie zeigt, dass Kollagenprotein als Nahrungsergänzung genau das bewirkt! Es ist noch zu früh, um behaupten zu können, dass Kollagenpeptide, die aus Schweinen gewonnen werden (so genanntes *porzines* Kollagenprotein) das höchste Hydrationspotenzial haben, aber es könnte durchaus der Fall sein. Schweinehaut wird beispielsweise verwendet, um schwere Verbrennungen und Verletzungen zu behandeln und hartnäckige Hautgeschwüre zu heilen, weil die Haut von Schweinen der menschlichen Haut am ähnlichsten ist. (An dieser Stelle sei der Hinweis erlaubt, dass eine Luftfeuchtigkeit von mehr als 30 Prozent in Ihrem Zuhause, kürzere und kühlere Duschen und das Trinken von viel Flüssigkeit ebenfalls wirkungsvolle Strategien sind, um ein Austrocknen der Haut zu vermeiden.)

Beim zweiten klinischen Versuch teilten die Forscher eine Gruppe von 99 französischen Frauen im Alter zwischen 40 und 65 Jahren nach dem Zufallsprinzip in zwei Gruppen auf. Sie erhielten ein Getränkepulver, das entweder 10 Gramm eines Placebos enthielt (Maltodextrin, also Speisestärke) oder 10 Gramm Fischkollagenpeptide (Peptan F). Die Frauen nahmen das Getränk jeden Morgen vor dem Frühstück zu sich. Sie erhielten die Anweisung, für die Dauer der 12-wöchigen Studie keinerlei Schönheitspflegeprodukte zu benutzen und sich jeweils nur kurze Zeit in der Sonne aufzuhalten. Nach Ablauf der 12 Wochen zeigten mithilfe von hochfrequentem Ultraschall an den Unterarmen vorgenommene

Messungen bei der Peptan-F-Gruppe einen Anstieg von 9 Prozent in der Kollagendichte und eine um 31 Prozent geringere Fragmentierung des Kollagens in der Dermis.

Erste Verbesserungen zeigten sich bereits vier Wochen nach der Einnahme von Peptan F und waren auch 12 Wochen nach Absetzen des Präparats noch sichtbar. Nach nur drei Monaten täglicher Einnahme von Kollagenpeptiden fand sich bei den Frauen in diesem zweiten Versuch ein signifikanter Anstieg der Kollagensynthese in der Haut. Noch spannender ist vielleicht, dass dies die erste klinische Studie ist, die nachweisen konnte, dass der negative Prozess der Kollagenfragmentierung durch die Einnahme von Kollagenpeptiden umgekehrt werden kann.

Die Dauer der Studie reichte nicht aus, um die Veränderungen im Aussehen der beiden Gruppen über einen längeren Zeitraum zu vergleichen, da das Durchführen einer solchen Untersuchung zu viele Gelder verschlingen würde. Dennoch ist der Schluss nicht unzulässig, dass die langfristige tägliche Einnahme von Kollagenprotein die Fähigkeit der Haut, Alterserscheinungen zu bekämpfen, auch weiterhin fördern würde.

Die dritte Untersuchung unterschied sich leicht von den anderen beiden, da sie mithilfe von kleinen Hautgewebeproben durchgeführt wurde, die von den Oberschenkeln einer 49 Jahre alten Frau stammten. Die Proben wurden in ein Flüssigmedium gegeben, dem wachsende Mengen an Fischkollagenpeptiden (Peptan F) zugegeben wurden. Nach einem Zeitraum von neun Tagen wurden die Gewebeproben entfernt und unter einem Mikroskop untersucht. Die Wissenschaftler stellten einen Anstieg im Kollagengehalt fest, der einen maximalen Wert von 9 Prozent erreichte. Zusätzlich konstatierten sie einen Anstieg um das Siebzehnfache beim Glykosamino-glykan-Gehalt der Haut.

Glykosaminoglykane sind eine vielseitige Molekülklasse und bestehen aus langen Ketten von Kohlenhydraten. Sie ziehen Wasser an und binden es sowohl in der Haut als auch an anderen Orten wie den Gelenken und den Schleimhäuten des Darms. Einen wichtigen Vertreter der Glykosaminoglykane haben Sie bereits kennengelernt – die Hyaluronsäure, die Wasser anzieht und in der Haut hält. Ein siebzehnfacher Anstieg, der an einer Gewebeprobe gemessen wurde, lässt sich vielleicht nicht eins zu eins auf die Haut einer lebenden Person übertragen, aber ein Anstieg des Glykosaminoglykangehalts könnte die Ergebnisse der ersten Studie erklären – schließlich kam es bei den Frauen, die die Kollagenpeptide zu sich genommen hatten, zu einem Anstieg des Feuchtigkeitsgehalts der Haut von 12 bis 28 Prozent in weniger als zwei Monaten.

Falten mindern

Eine weitere klinische Studie wurde im Jahr 2013 in der Fachzeitschrift *Skin Pharmacology and Physiology* veröffentlicht. Bei dieser Studie wurden 144 Frauen im Alter zwischen 45 und 65 Jahren in zwei Gruppen aufgeteilt; sie nahmen entweder 2,5 Gramm eines Placebos oder die gleiche Menge eines bioaktiven Kollagenpeptids ein (in Deutschland hergestelltes *Verisol*). Beides lag in Pulverform vor und sollte täglich in einer beliebigen Flüssigkeit aufgelöst getrunken werden. Die Frauen wurden aufgefordert, keine auf der Haut verbleibenden Pflegeprodukte zu verwenden und längere UV- oder Sonneneinstrahlung zu vermeiden.

Die Veränderungen an der Faltenbildung wurden mithilfe einer Software gemessen, die einen 3-D-Abgleich vornahm. Verglichen wurden die Bilder des äußeren Augenbereichs der Frauen, und zwar vor und nach der Behandlung. Nach Ablauf von vier Wochen zeigte sich bei den Frauen, die die Kollagenpeptide einnahmen, eine Verringerung der Augenfalten um mehr als 7 Prozent im Vergleich zur Placebo-Gruppe. Nach acht Wochen lag der Faltenrückgang im Schnitt bei 20 Prozent, wobei der Wert bei einigen Frauen nahezu 50 Prozent erreichte. Die positiven Auswirkungen auf die Haut hielten noch vier Wochen nach Beendigung der Kollagenbehandlung an. Interessanterweise stieg der Faltenanteil in der Placebogruppe innerhalb des Testzeitraums von acht Wochen sogar an, wahrscheinlich durch Veränderungen der klimatischen Bedingungen, die jedoch beide Gruppen gleichermaßen betrafen.

Zusätzlich zur Messung der Veränderungen an der Hautoberfläche wurde den Frauen mithilfe des sogenannten Suction-Blister-Verfahrens Flüssigkeit aus den Unterarmen entnommen. Im Vergleich zur Placebo-Gruppe enthielt die Flüssigkeit aus den Armen der Kollagenpeptid-Gruppe rund 65 Prozent mehr Prokollagen und 18 Prozent mehr Elastin. Wie zuvor erläutert, sind Kollagen und Elastin die wichtigsten Bestandteile der Dermis, die für die Elastizität und Festigkeit der Haut verantwortlich sind. Der Anstieg an Prokollagen und Elastin wurde als möglicher Grund dafür angegeben, dass die Faltenreduzierung auch noch einige Zeit nach Beendigung der Kollagenpeptid-Einnahme anhielt.

Bei einer zuvor veröffentlichten Studie, bei der ebenfalls die bioaktiven Kollagenpeptide von *Verisol* eingesetzt wurden, fanden die gleichen Forscher eine signifikante Verbesserung der Hautelastizität bei weiblichen Freiwilligen im Alter zwischen 35 und 55 Jahren. Einige der Ergebnisse dieser früheren Studie sind besonders interessant: Zum einen zeigte sich keine zusätzliche Verbesserung in der Hautelastizität, wenn die Frauen statt 2,5 Gramm täglich die doppelte Menge von 5 Gramm an Kollagenpeptiden einnahmen. Zum anderen zeigte sich die deutlichste Verbesserung bei Frauen, die über 50 Jahre alt waren, was bedeutet, dass es nie zu spät ist, um mit der Einnahme von Kollagenprotein zu beginnen!

Verisol ist eines von mehreren Kollagenpeptiden auf Rinderbasis; es wird von Gelita produziert, deren deutsche Produktionsstätte der weltweit größte Hersteller von Kollagenpeptiden ist. Das Produkt zeigt schon bei einer Dosis von 2,5 Gramm täglich gute Ergebnisse. *Verisol* ist erhältlich als Inhaltsstoff in einer ganzen Reihe von Produkten, die von verschiedenen Marken erhältlich sind. Neben Hautverbesserungen berichten einige regelmäßige Nutzer, dass Haare und Nägel schneller und fester nachwachsen und sich das Erscheinungsbild ihrer Cellulite verbessert.

Lesen Sie das Etikett bitte sorgfältig durch, bevor Sie Kollagenprodukte kaufen, da diese immer auch zusätzliche Inhaltsstoffe enthalten könnten, die Sie vielleicht meiden müssen oder nicht zu sich nehmen wollen. Andererseits fügen einige Hersteller zusätzliche Nährstoffe hinzu, wie Hyaluronsäure, Kräuterauszüge, Vitamine und Mineralien, die die Gesundheit von Haut, Haaren und Nägeln unterstützen (zusätzliche Informationen hierzu finden Sie in Kapitel 14). Bitte beachten Sie, dass es auch nicht immer Angaben dazu gibt, ob die Rinder aus Weidetierhaltung stammen oder das Produkt gentechnisch verändert ist, sofern diese Punkte für Sie von Bedeutung sind (siehe Kapitel 13).

Die beiden genannten Studien sind wichtig, weil beide Placebo-Gruppen umfassten und weil weder die Wissenschaftler noch die Teilnehmer im Vorfeld wussten, wer das Kollagenprotein und wer das Placebo-Pulver erhielt. Eine solche Vorgehensweise nennt man randomisierte placebokontrollierte Doppelblindstudie und sie ist quasi der „Goldstandard" im Bereich der klinischen Forschung. Sie reduziert eine eventuelle Voreingenommenheit und ermöglicht es, objektive Vergleiche anzustellen. Die Wissenschaftler nutzten zudem elektronische und computergestützte Geräte, um die Ergebnisse zu messen und Vergleiche anzustellen, anstatt sich auf die subjektive Beurteilung des Faltengrades mit dem bloßen Auge zu verlassen.

Altersflecken

Es gibt zwar nur wenige veröffentlichte Daten über die Wirkung von Kollagenprotein auf Altersflecken, aber eine Untersuchung, die im Jahr 2012 im japanischen *Journal of Health Sciences* veröffentlicht wurde, klingt vielversprechend. Die Teilnehmerinnen – 39 Frauen im Alter von 35 bis 50 Jahren – wurden in drei Gruppen eingeteilt und erhielten pro Tag entweder 5 Gramm Fischkollagenhydrolysat, porzines Kollagenhydrolysat oder Maltodextrin als Placebo. Ihre Gesichter wurden mithilfe eines Geräts zur Hautbildanalyse (VISIA II) auf folgende Veränderungen untersucht: Melanin (Hautpigmentierung), Poren, Sprenkel (kleine Stellen, die farblich vom Grundton der Haut abweichen), ultraviolette Flecken (durch UV-Licht verursachte Altersflecken), Falten und Rötungen.

Nach acht Wochen wiesen die Frauen in der Placebo-Gruppe keinerlei Veränderungen an diesen Merkmalen auf. Bei den Frauen hingegen, die marines oder porzines Kollagen einnahmen, zeigte sich eine signifikante Abnahme der Altersflecken im Gesicht. Von den beiden getesteten Kollagenarten sorgte nur das porzine Kollagen bereits nach vier Wochen für sichtbare Ergebnisse. Auch am Ende des achtwöchigen Tests war das Gesamtergebnis bei porzinem Kollagen besser als bei dem aus Fisch gewonnenen. Die Forscher stellten fest, dass die Kollagenhydrolysate über eine Regulierung von Dermis und Epidermis dafür sorgten, dass die Anzahl der Altersflecken abnahm. Sie wiesen allerdings auch auf die Notwendigkeit einer größer angelegten Studie hin, um die Ergebnisse zu bestätigen.

Soweit es sich aus den verfügbaren Daten erkennen lässt, schien es bei den Frauen, die Kollagenpeptide einnahmen, auch einen Trend zur Minderung von sichtbaren Poren und Rötungen zu geben. Allerdings waren die Veränderungen so gering, dass hier auch der Zufallsfaktor eine Rolle spielen könnte. Bei der Porengröße geht man generell davon aus, dass sie größtenteils unverändert bleibt. Heutzutage sind Laserbehandlungen das Einzige, das Poren physisch schrumpfen lassen kann, zum Teil durch eine bewusste Stimulierung der Kollagenproduktion. Anhaltende Rötungen der Haut können eine Vielzahl von Ursachen haben – Entzündungen, Infektionen und oberflächliche Kapillare – und lassen sich ebenfalls medizinisch behandeln.

Wenn Sie Altersflecken oder vergrößerte Poren haben oder Ihre Probleme mit Rötungen rein kosmetischer Natur sind, schlage ich Ihnen vor, einfach einmal einen Selbstversuch zu wagen. Nehmen Sie mindestens die Hälfte Ihres täglichen Kollagens aus einer porzinen Quelle zu sich und meiden Sie möglichst die direkte Sonneneinstrahlung, um Ihr Ergebnis nicht negativ zu beeinflussen. Machen Sie vorher und nachher Nahaufnahmen Ihrer Haut.

Akne

Akne ist bei Weitem nicht nur ein kosmetisches Problem, sondern kann die Psyche belasten und das Selbstbewusstsein untergraben. Hormone, Stress, Ernährung – all diese Faktoren spielen eine Rolle. Spricht man jedoch mit Dermatologen über das Thema Ernährung, bekommt man in der Regel zu hören, dass eine Ernährungsumstellung wenig bis gar keine Erfolge bringt. Als Ernährungsspezialistin habe ich allerdings die Erfahrung gemacht, dass dies nicht stimmt! Der Verzicht auf Fett minderer Qualität (Adieu, Pommes und Chips), weniger Zucker und das Ersetzen von industriell verarbeiteter Nahrung durch Vollwertkost kann definitiv Verbesserungen bringen. Ebenfalls wichtig ist eine ausreichende Versorgung mit Vitamin A und Zink, da beide eine übermäßige Ansammlung von Keratin verhindern können, was für das Verstopfen der Poren verantwortlich ist. Und natürlich ist auch hier die tägliche Versorgung mit Kollagenprotein wichtig.

Kann Kollagenprotein den Ausbruch von Akne verhindern und bestehende Hautschäden durch Akne heilen? Zum Zeitpunkt der Drucklegung dieses Buches gibt es keine veröffentlichten Studien zur Wirkung von Kollagenprotein auf Akne. Aber da es nur wenig gibt, das gegen die Einnahme von Kollagenprotein spricht, lautet meine Empfehlung: Probieren geht über Studieren! Beginnen Sie langsam mit einem Viertel der angegebenen täglichen Dosis und steigern Sie die

Einnahme langsam bis auf die volle Tagesdosis. Halten Sie dies mindestens zwei Monate durch und achten Sie bitte auch auf Ihre restliche Ernährung, da Kollagenprotein am besten im Rahmen einer ausgewogenen Ernährung wirkt. Ich bin auf einige Rezensionen von Menschen gestoßen, die sagen, ihre Akne habe sich durch die Einnahme von Kollagenprotein verschlimmert. Die Ursache hierfür könnte eine stärkere Entgiftung sein, die durch das Glycin ausgelöst wurde (siehe Kapitel 10). Ist dies der Fall, dann sollte das Problem temporärer Natur sein. Mit einer niedrigeren Dosis zu beginnen, könnte auch dazu beitragen, eine eventuelle Reaktion zu minimieren.

Cellulite – gibt es Grund zur Hoffnung?

Nur rund 15 Prozent aller erwachsenen Frauen weisen keinerlei Cellulite an ihrem Körper auf, was im Umkehrschluss bedeutet, dass ein Großteil der Frauen davon betroffen ist. Cellulite wird durch zahlreiche Faktoren begünstigt: Gene, Ethnie, Schwangerschaft, Alter und weibliche Hormone bewirken, dass Frauen im Vergleich zu Männern wesentlich leichter die sogenannte Orangenhaut entwickeln, vor allem an Oberschenkeln, Po und Bauch. Andererseits gibt es einige Gewohnheiten, die zu einer Verschlimmerung von Cellulite beitragen, dazu zählen Übergewicht, mangelnde Bewegung und schlechte Ernährung (zum Beispiel eine Ernährung ohne ausreichende Mengen an Kollagenprotein).

Cellulite wird als natürlicher Prozess betrachtet, nicht als Erkrankung, aber in schweren Fällen kann sie die Lebensqualität erheblich beeinträchtigen. Die Tatsache, dass Cellulite auch ihre guten Seiten hat, tröstet da wenig – eigentlich geht es

Schönheitsschlaf

Glycin, eine der Hauptaminosäuren in Kollagenprotein, verhilft dem Körper nachweislich zu einem tieferen Schlaf. Das ist eine wichtige Voraussetzung für die Hautregeneration, denn im Tiefschlaf werden viele Wachstumshormone ausgeschüttet, die unseren Körper durch den natürlichen Vorgang der Zellteilung erneuern. Es gibt also tatsächlich so etwas wie den „Schönheitsschlaf"! Mehr über diese Spezialfunktion von Glycin finden Sie in Kapitel 10.

nämlich um eine maximale Fetteinlagerung, damit während der Schwangerschaft und Stillzeit möglichst viele Kalorien bereitstehen. Cellulite ist also ein Übermaß an subkutanem Fettgewebe, das sich aufgrund einer ungeordneten und geschwächten Unterstruktur in die Dermis der Haut hineinwölbt Aus diesem Grund sollte das Ziel einer dauerhaften Minderung darin liegen, die Stärke und Dichte der Dermis zu verbessern, zusammen mit einem Abbau des eingelagerten Fetts.

Wahrscheinlich haben Sie, wie die meisten Frauen, schon verschiedene Methoden ausprobiert, um Ihrer Cellulite den Garaus zu machen, und wahrscheinlich waren Sie dabei nicht sehr erfolgreich. Aus medizinischer Sicht sind Laserbehandlungen häufig hilfreich, und zwar aus den gleichen Gründen, aus denen sie auch bei vergrößerten Poren Wirkung zeigen. Ein Gewichtsverlust kann die Schwere der Cellulite lindern, wird aber bei fülligeren Frauen nur wenig Einfluss auf die Dellenbildung der Haut haben. Eine kurzzeitige Verbesserung des Erscheinungsbilds lässt sich durch Massagen erzielen, da sie für das Abfließen von Flüssigkeit sorgen. Manchmal hält die Wirkung etwas länger an, weil sie die Aktivität von Fibroblasten und Keratinozyten anregen. Es wurden auch einige

Produkte zur äußeren Anwendung untersucht, wobei sich ein Produkt, das schwarzen Pfeffer, Orangenschalen, Ingwer, Zimt, Capsaicin, grünen Tee und Koffein enthielt, als recht wirksam erwies. Wird diese Spezialcreme täglich unter Kompressionsstrumpfhosen aufgetragen, zeigten sich innerhalb von nur vier Wochen sichtbare Ergebnisse.

Welche Rolle kann Kollagenprotein im Rahmen eines Planes zur Cellulitebekämpfung spielen? Bislang gibt es nur eine Studie, die sich mit der Wirkung von Kollagen auf Cellulite beschäftigt. Bei diesem klinischen Versuch nahmen 97 Frauen im Alter zwischen 25 und 50 Jahren täglich entweder 2,5 Gramm Kollagenpeptide (Verisol) oder ein Placebo zu sich. Das entsprechende Pulver konnten sie in ein Getränk ihrer Wahl einrühren. Nach sechs Monaten zeigten die Frauen in der Kollagenpeptid-Gruppe, deren Body-Mass-Index im normalen Bereich lag (unter 25) einen statistisch signifikanten Rückgang der Cellulite um 9 Prozent. Damit einher gingen ein Rückgang der Welligkeit der Oberschenkelregion um 11 Prozent und eine signifikante Erhöhung der Hautdichte.

Bei den Frauen aus der Kollagenpeptid-Gruppe, deren Body-Mass-Index über 25 lag, zeigten sich geringfügigere Verbesserungen, die sich unterhalb des statistisch relevanten Bereichs bewegten. Aufgrund des höheren Körperfettanteils ist es möglich, dass diese Frauen erst nach einer längeren Behandlung mit Kollagenpeptiden eine signifikante Verbesserung erkennen würden. Es wurde nicht erwähnt, ob es während der Studie zu Gewichtsveränderungen kam. Es wäre also möglich, dass die übergewichtigen Frauen größere Verbesserungen im Erscheinungsbild der Cellulite gesehen hätten, wenn sie gleichzeitig eine gewichtsreduzierende Ernährung befolgt hätten.

Wenn Sie gute Ergebnisse erzielen möchten, sollten Sie neben der täglichen Einnahme von Kollagenpeptiden auch Polyphenole (pflanzliche Antioxidanzien) zu sich nehmen. Eine Möglichkeit ist Aronia. Wurden über einen Zeitraum von drei Monaten rund 100 Milliliter dieses polyphenolreichen Safts getrunken, verbesserte sich das Erscheinungsbild von Cellulite deutlich, indem die Dicke des subkutanen Fettgewebes und die Flüssigkeitsansammlung verringert wurden. Ergänzen können Sie die Rezeptur um asiatisches Wassernabelkraut (Gotu Kola), das die Lymphdrainage fördert und weitere positive Auswirkungen hat (siehe Kapitel 14). Auch dies kann langfristig zu einer geringeren Ausprägung von Cellulite beitragen.

Meine Empfehlung lautet, es zunächst mit Kollagenpeptiden zu versuchen und zusätzlich Nahrungsmittel in Ihre Ernährung aufzunehmen, die reich an Polyphenolen sind (etwa dunkle Beeren, Granatäpfel, Oliven, grünen Tee, Kakao und Gewürze wie Nelken). Wenn Sie schnellere Ergebnisse sehen möchten, können Sie zusätzlich eine Spezialcreme auftragen, wie die in der oben genannten Studie getestete.

Haare und Nägel

Haare und Nägel bestehen größtenteils aus Keratin. Dieses Protein ähnelt Kollagen insofern, als es ebenfalls aus drei Strängen von Aminosäureketten besteht, die zu einer Tripelhelix verdreht sind und durch Querverbindungen stabilisiert werden. Allerdings weicht die Aminosäurensequenz von Keratin stark von der des Kollagens ab. Außerdem sind die Querverbindungen bei Keratin wesentlich stärker als bei Kollagen. Doch auch wenn Nägel und Haare kein Kollagen enthalten, zeigen Studienergebnisse, dass eine Nahrungsergänzung mit Kollagenprotein ihr gesundes Wachstum fördert.

Nägel

Stärkere Nägel bedeuten längere Nägel, denn sie sind weniger anfällig dafür abzubrechen, zu splittern oder einzureißen. Leider haben in etwa jede vierte Frau und jeder siebte Mann mit schwachen, brüchigen Fingernägeln zu kämpfen (und es wird niemanden erstaunen, dass die Frauen weit mehr darunter leiden). Durch das Abbrechen und Absplittern wird manchmal sogar das Nagelbett freigelegt, sodass brüchige Nägel oft zu Schmerzen führen. Wenn keine Erkrankung vorliegt, verursachen vor allem mechanische und chemische Schäden durch Alltagstätigkeiten eine Schwächung der Nägel, die am Ende zu Brüchigkeit führt. Ein gesundes Nagelbett enthält rund 18 Prozent Wasser. Sinkt dieser Wert auf unter 16 Prozent, wird der Nagel schwächer. Häufiger Kontakt mit Wasser und das darauffolgende Trocknen der Hände erhöhen die Brüchigkeit von Nägeln – ein Vorgang, der Frauen stärker zu betreffen scheint als Männer. Hausarbeit ist folglich eindeutig nicht mit dem Wachstum starker Nägel vereinbar – hat mal jemand ein paar Gummihandschuhe parat?

Viele Frauen waren immer schon an schönen Nägeln interessiert, und bereits in früheren Zeiten zeigten leuchtende Farben einen höheren Stand an. Die ersten modernen Nagellacke kamen zu Beginn des 20. Jahrhunderts auf und waren von Autolacken inspiriert. Die Idee hingegen, Kollagenprotein zur Stärkung der Nägel zu verwenden – damals in Form von Gelatine – stammt ursprünglich aus den 1950er-Jahren, als es bereits Werbung für Gelatine gab, die wunderschöne Nägel versprach.

Eine kleine, im Jahr 1949 durchgeführte Studie ist womöglich verantwortlich für den Beginn des „Gelatinewahns". Ein Arzt in New York City beobachtete ein Dutzend Patienten, die alle über weiche, brüchige Fingernägel klagten. Keiner von ihnen wies Mangelerscheinungen auf, die auf die Ernährung zurückzuführen wären, oder litt unter einer Erkrankung des Nagelbetts. Nach drei Wochen, während derer die Probanden 7 Gramm Gelatine täglich zu sich nahmen, erreichten die Fingernägel bei 10 von 12 Teilnehmern eine normale Festigkeit. Einige berichteten auch von Verbesserungen bei den Zehennägeln und beim Wuchs von Kopfhaaren und Augenbrauen. Der schriftliche Bericht umfasste zwar nur eine Seite, aber es gab eindrucksvolle Vorher-Nachher-Fotos der Hand einer Patientin, die nun attraktive Fingernägel besaß, obwohl diese zuvor extrem brüchig gewesen waren.

Auf diese erste Studie folgte eine umfangreichere mit 82 Patienten einer Klinik, die 120 Tage lang täglich 7 Gramm Gelatine zu sich nahmen. Die Ärzte fotografierten die Patienten zweimal monatlich und untersuchten zudem abgeschnittene Nägel unter dem Mikroskop, um Veränderungen an Nagelwuchs und Struktur zu dokumentieren. Dabei stellten sie fest, dass brüchige Nägel zwischen den Keratinschichten weniger Kollagen zu enthalten schienen. Am Ende der Versuchsreihe zeigten sich bei 86 Prozent der Patienten mit brüchigen Nägeln, zu denen auch chronische Fälle zählten, Verbesserungen, die noch bis zu drei Monate nach Beendigung der Gelatineeinnahme anhielten. Die Ärzte hielten fest, dass selbst in Fällen, in denen die Fotos keine sichtbaren Veränderungen zeigten, die Patienten dennoch das Gefühl hatten, ihre Nägel seien stärker und sähen glatter und glänzender aus. Außerdem konnten sie nun schmerzfrei Dinge greifen – Effekte, die die Kamera nicht aufzeichnen konnte.

Interessanterweise gibt dieser Bericht als häufigste Ernährungsursache von brüchigen Nägeln Kalziummangel an. Ich erinnere mich, dass ich dies auch in meinen ersten Kursen zum Thema Ernährungsberatung gelernt habe. Dennoch ist klar, dass viele Menschen, und hier insbesondere Frauen, trotz ausreichender Kalziumversorgung immer noch unter brüchigen und rissigen Nägeln leiden.

Schauen wir also einmal, was kürzlich veröffentlichte Studien über die Auswirkungen von Kollagenprotein auf Fingernägel berichten. In einer placebokontrollierten Studie, an der 20 Frauen im Alter zwischen 31 und 51 Jahren teilnahmen, die Probleme mit brüchigen Nägeln hatten, nahmen die Teilnehmerinnen täglich 5 Gramm porzine Kollagenpeptide zu sich. Dabei zeigte sich ein Anstieg sowohl in der Feuchtigkeit als auch bei der Lipidmenge in den Fingernägeln, was zu einer stärkeren „Geschmeidigkeit" und Flexibilität der Nägel führte, sodass sie weniger leicht brachen.

Eine weitere jüngere Studie berichtet über spürbar gesündere Nägel bereits nach zwei Monaten einer ergänzenden Einnahme von Kollagenpeptiden (wiederum *Verisol*). Nach Ablauf der Einnahmezeit zeigte sich eine maximale Abnahme von Brüchen und Rissen um 42 Prozent. Damit einher ging ein statistisch signifikanter Anstieg im Nagelwachstum. Die Mehrzahl der Frauen, die an der Studie teilgenommen hatten, zeigten sich „vollkommen zufrieden" mit dem Ergebnis und hatten den Eindruck, nun längere Nägel zu haben.

Heutzutage besteht natürlich die Möglichkeit, sich mithilfe von Acryl- oder Gelprodukten künstlich lange und feste

Fingernägel zu verschaffen. Mein eigener lebenslanger Frust mit kurzen, brüchigen Nägeln führte dazu, dass ich nahezu fünf Jahre lang diese Option genutzt habe. Vor Kurzem jedoch beschloss ich, die Besuche im Nagelstudio einzustellen und meine Nägel natürlich wachsen zu lassen – etwas, das man laut der American Academy of Dermatology zumindest immer wieder zeitweise tun sollte. Noch ist es zu früh, um zu berichten, wie meine eigenen Fingernägel Kochen, Gärtnern und Sport überstehen werden, weil noch ein Rest an geschädigtem Nagel vorhanden ist, der erst einmal herauswachsen muss. Aber ich stelle bereits fest, dass die Nägel eine rosigere Färbung aufweisen, was darauf hindeutet, dass die Durchblutung des Nagelbetts sich verbessert hat, seit ich vor sechs Monaten mein eigenes Kollagenprotein-Programm gestartet habe. Dies könnte im Übrigen einer der Gründe sein, warum Kollagen- und Gelatineprodukte Nägel stärken – indem sie schlicht die Durchblutung der Finger verbessern.

Meine Tochter berichtete mir kürzlich, wie glücklich sie mit den Ergebnissen ist, die ihre regelmäßige Einnahme von Kollagenpeptiden auf Rinderbasis zeitigen. Ihre Fingernägel sind nun lang, obwohl auch sie damit aufgehört hat, Gelnagellack zu verwenden. Genau wie ich hatte sie von Natur aus nie lange und feste Fingernägel, sodass die Veränderung recht beeindruckend ist.

Von meinen Patienten, die regelmäßig Kollagenprotein und/oder Knochenbrühe zu sich genommen haben, berichten die meisten von positiven Veränderungen der Haut, aber viele auch davon, dass ihre Fingernägel nun schneller wachsen und fester sind. Beim Durchsehen zahlreicher Online-Besprechungen verschiedener Kollagenprodukte fand ich heraus, dass etwa 20 Prozent der Anwender auch festere

Fingernägel erwähnen. Es liegt auf der Hand, dass solche Veränderungen nur von Anwendern bemerkt werden können, die auf Gele und Härter verzichten.

All jenen, denen es nicht leicht fällt, auf perfekte Nägel zu verzichten (und dazu zählte auch ich!), kann ich nur raten, einen einzelnen Nagel, vielleicht am kleinen Finger, einmal wachsen zu lassen. Schauen Sie einfach, wie dieser Nagel auf eine tägliche Nahrungsergänzung mit Kollagenprotein reagiert und entscheiden Sie dann, ob Sie alle Fingernägel wieder normal wachsen lassen möchten. Der Weg ins Nagelstudio steht Ihnen immer offen, aber Sie werden womöglich entdecken, dass Sie die Zeit genauso gut für sinnvolle gesundheitsfördernde Gewohnheiten nutzen können wie Sport oder eine Massage.

Haare

Genau wie Nägel bestehen auch Haare größtenteils aus dem Protein Keratin. Im Gegensatz zu den Nägeln wächst unser Haar jedoch aus der Kopfhaut heraus und wird somit nicht länger von den Blutgefäßen versorgt. Vor diesem Hintergrund wollte ich das Thema Haare und Kollagen zunächst ausklammern, doch dann stieß ich auf die Behauptungen einiger Hersteller, dass ihre Kollagenproteine in der Lage seien, trockenes Haar mit Feuchtigkeit zu versorgen, den Anteil an grauen Haaren zu mindern und sogar Spliss zu reparieren, was nun wirklich zu gut klang, um wahr zu sein. Ich blieb also erst einmal skeptisch bezüglich der Rolle, die Kollagenprotein für die Haargesundheit spielen könnte. Das änderte sich nach den Rückmeldungen einiger meiner Patientinnen, die Kollagenproteine einnahmen und berichteten, dass sie ihre Haare noch nie so lang hatten wachsen lassen können. Ich beschloss also, auch hier weitere Nachforschungen anzustellen.

Obwohl nur wenige veröffentlichte Studien zur Wirkung von Kollagen auf das Haarwachstum vorliegen, fand ich doch einige, die interessante Ergebnisse boten. In der ersten Studie bewirkte die Einnahme von 14 Gramm Gelatine pro Tag einen Zuwachs von 9 bis 11 Prozent beim mittleren Durchmesser einzelner Haarsträhnen. Einige der Teilnehmer konnten sogar einen extremen Anstieg um bis zu 45 Prozent verzeichnen. Mit zunehmendem Durchmesser wurden die Haare auch erheblich stärker. Doch obwohl die Haarfülle zunahm, tat sich nichts an der Länge. Bei den weiblichen Teilnehmern zeigte sich ein größerer Zuwachs beim Durchmesser als bei den männlichen Probanden, was der Tatsache zugeschrieben wurde, dass Männer von Natur aus dickere Haare haben.

Eine mögliche Erklärung ist, dass durch die stärkere Durchblutung der Kopfhaut insgesamt eine bessere Nährstoffversorgung jedes einzelnen Haarfollikels sichergestellt wird, wodurch die einzelnen Strähnen an Dicke zunehmen, ähnlich wie bei der Wirkung von Kollagen auf die Fingernägel. Auch die Stammzellen in den Haarfollikeln könnten eine Rolle spielen. Bei Experimenten an Mäusen entdeckten Wissenschaftler der University of California, dass ein bestimmter Typ Kollagen in der Nähe dieser Stammzellen (Typ-XVII-Kollagen) mit zunehmendem Alter beschädigt wird. Wird dieses beschädigte Kollagen abgebaut, verwandeln sich die Stammzellen in Hautzellen und verschwinden, was einen permanenten Haarverlust zur Folge hat. Mäuse, die weiterhin mehr Kollagen des Typs XVII herstellten, neigten weniger stark zu Haarverlust.

Die Wissenschaftler untersuchten dann Haarfollikel von Frauen im Alter zwischen 22 und 70 Jahren und stellten fest, dass diese bei Frauen im Alter von über 55 kleiner waren und ein geringeres Maß an Typ-XVII-Kollagen aufwiesen. Kann Kollagenprotein die Zerstörung dieses speziellen Kollagentyps, der im Körper synthetisiert wird, womöglich stoppen? Die Theorie ist vielleicht etwas gewagt, aber sie ist in jedem Fall interessant.

Wie sieht es mit Keratinprotein als Nahrungsergänzung aus?

Ich wollte zu 100 Prozent sicher sein, dass ich nichts übersehe, was Ihnen helfen könnte, möglichst viel für Ihre Haare und Nägel zu tun. Da Keratin unglaublich verdauungsresistent ist (weder Hitze noch Enzyme können ihm großartig etwas anhaben), bedarf es also einer speziellen Form von Keratin, damit überhaupt eine Chance der Aufnahme und Nutzung besteht.

Tatsächlich gibt es ein relativ neues Nahrungsergänzungsmittel namens *Cynatine HNS*, eine Art löslich gemachtes Keratin, das durch das Aufspalten des in Schafswolle enthaltenen Keratins in kleine Peptide entsteht. Es wurden mehrere klinische Versuche durchgeführt und die Ergebnisse sind durchaus interessant. Bei einer Testreihe im Jahr 2014 nahmen hellhäutige Frauen im Alter zwischen 20 und 71 mit Anzeichen von geschädigtem Haar Kapseln ein, die 500 Milligramm lösliches Keratin (*Cynatine HNS*), 15 Milligramm Zink und 1,65 Milligramm Kupfer enthielten sowie einige B-Vitamine (einschließlich Biotin), und zwar in einer den täglichen Verzehrempfehlungen der amerikanischen Gesundheitsbehörde entsprechenden Menge. Die Kapseln der Placebo-

Gruppe enthielten lediglich Maltodextrin und keine zusätzlichen Vitamine oder Mineralstoffe. Nach drei Monaten war die Anzahl der Haarfollikel bei den Frauen, die das Keratin einnahmen, um 9,2 Prozent angestiegen. Gleichzeitig wurden bei einem objektiven „Haarreißtest" 47 Prozent weniger Haare von der Kopfhaut gelöst. In der Placebo-Gruppe ergaben sich keine Veränderungen. Die Frauen aus der Verum-Gruppe vermeldeten auch im Rahmen der Selbsteinschätzung deutliche Verbesserungen im Erscheinungsbild ihres Haares, ebenso wie bei der Festigkeit, Glätte und Widerstandsfähigkeit ihrer Fingernägel. Da die in der Placebo-Gruppe verabreichten Kapseln weder Vitamine noch Mineralstoffe enthielten, ist nicht bekannt, in welcher Weise diese das Ergebnis beeinflusst haben. Zink kann, in dieser Menge eingenommen, definitiv einen positiven Einfluss auf das Haarwachstum haben, speziell wenn zuvor vielleicht ein Zinkmangel vorlag. Andererseits lag die Menge an Biotin nicht einmal in der Nähe der Dosis, ab der eine stärkende Wirkung auf Haare und Nägel eintritt (von 5000 bis 10 000 Milligramm).

Die gleichen Forscher führten einen ähnlichen Versuch mit Keratin bei einer Gruppe von Frauen im Alter zwischen 40 und 70 Jahren durch, die Anzeichen von Hautalterung aufwiesen. Bei den Frauen, die das Keratin einnahmen, war nach drei Monaten eine Abnahme der Faltentiefe um 12 Prozent sowie eine Verbesserung der Hautelastizität um 17 Prozent festzustellen. Außerdem war der Feuchtigkeitsgehalt der Haut um 30 Prozent gestiegen.

Sollten Sie also Kollagenprotein mit Keratinprotein kombinieren? Das werden Sie im Eigenversuch herausfinden müssen, da bislang keine Studien zu einer kombinierten Wirkung vorliegen (mit Ausnahme einiger Erfahrungsberichte, die durchweg positiv waren). Sie können also ein zweites Nahrungsergänzungsmittel einnehmen, welches das oben erwähnte Keratin enthält, oder ein kombiniertes Mittel wählen, das (z. B. von Life Extension erhältlich) *Cynatine HNS* und *Verisol* enthält sowie weitere aktive Inhaltsstoffe. Falls Sie anhaltende Probleme mit Nägeln oder Haaren haben und die alleinige Einnahme von Kollagenprotein nicht auszureichen scheint, könnte es einen Versuch wert sein. Bedenken Sie dabei jedoch, dass die positiven Auswirkungen nur so lange anhalten, wie Sie die Supplemente einnehmen.

KAPITEL 5

In Bewegung bleiben mit Kollagen

Mit möglichst wenig Wehwehchen, Schmerzen und gebrochenen Knochen durchs Leben zu gehen und bei Kräften zu bleiben, ist wohl für die meisten Menschen ein erstrebenswertes Ziel. Häufig sehen wir die Gesundheit von Knochen, Muskeln und Gelenken für selbstverständlich an, bis dann doch etwas passiert und unser Leben sich möglicherweise grundlegend ändert. Das habe ich bei meiner Arbeit in einem Reha-Zentrum hautnah miterlebt. Durch die dort gesammelten Erfahrungen wurde mir bewusst, dass ich die Fähigkeit, mich zu bewegen, nie für selbstverständlich nehmen sollte. Anstatt den Gang ins Fitnessstudio als lästige Pflicht zu betrachten, versuche ich, ihn als Privileg zu sehen, und genau diese Einstellung wünsche ich Ihnen auch.

Wenn Sie sich schon einmal etwas gebrochen oder eine andere schwere Verletzung erlitten haben, haben Sie sich vermutlich auch schon Gedanken darüber gemacht, ob Ihre Ernährung etwas mit der Genesung Ihres Körpers zu tun hat. Nicht jede körperliche Einschränkung kann überwunden werden, aber bei vielen Beschwerden ist es zumindest bis zu einem gewissen Grad möglich. Was Sie essen, macht einen Unterschied. In diesem Kapitel wollen wir einen Blick darauf werfen, welche Rolle Kollagenprotein bei der Vorbeugung und Heilung von Knochenschwund, Gelenkschmerzen, Muskelschwund und Sportverletzungen spielen kann.

Knochen

In meiner Praxis möchten Patienten erfahren, was sie in Hinblick auf ihre Ernährung tun können, wenn der Arzt bei ihnen eine niedrige Knochenmineraldichte diagnostiziert hat – Osteopenie oder Osteoporose. Bei einer Osteopenie, einer Vorstufe der Osteoporose, wird ein Nachlassen der Knochenfestigkeit diagnostiziert. In diesem Fall werden die Patienten regelmäßig untersucht und ihnen wird empfohlen, einige Lebensgewohnheiten zu ändern. Osteoporose, die diagnostiziert wird, wenn die Messung der Knochendichte unterhalb von minus 2,5 Standardabweichung vom Mittelwert junger Erwachsener liegt, ist eine umso schwerere Erkrankung, je jünger die betroffenen Patienten sind. Osteoporose wird in der Regel mit Medikamenten behandelt. Nahezu alle meine Patienten mit Knochenschwund, also mit Osteopenie oder Osteoporose, nehmen ergänzend Kalzium und Vitamin D ein, was in puncto Ernährung ein guter Ausgangspunkt sein kann.[1] Doch um die Knochengesundheit zu fördern und Knochenbrüche zu vermeiden, müssen wir dieses Problem, das mehr als die Hälfte aller US-Bürger im Alter von über 50 Jahren betrifft, in einem größeren Zusammenhang betrachten.

Knochenschwund ist ein natürlicher Teil des Alterungsprozesses und setzt etwa ab 30 Jahren mit einer Rate von einem halben Prozent pro Jahr ein. Nach der Menopause steigt die Rate bei Frauen auf zwei oder mehr Prozent pro

Jahr an, bis etwa zum Alter von 65 Jahren, wonach sie sich dann bei einem Prozent einpendelt. Männer zwischen 50 und 60 leiden unter einem weniger rapiden Verlust an Knochenmasse im Vergleich zu postmenopausalen Frauen. Ab 65 Jahren allerdings geht die Knochendichte bei allen Menschen im gleichen Tempo zurück. Osteoporose ist eine Skeletterkrankung, die sich nicht nur durch einen signifikanten Verlust von Knochenmineralien auszeichnet, sondern auch durch eine Veränderung des Knochenaufbaus. Vielleicht überrascht es Sie zu hören, dass unsere Knochen größtenteils aus Protein bestehen und dass 80 Prozent dieses Proteins Kollagen ist, und zwar größtenteils vom Typ-I-Kollagen. Während der Mineraliengehalt der Knochen ihre Festigkeit bestimmt, ist es vor allem der Kollagenanteil, der für ihre Widerstandsfähigkeit sorgt.

Wenn bei Ihnen jemals eine Knochendichtemessung vorgenommen wurde, dann sollten Sie wissen, dass diese Untersuchung nur die Menge an Mineralien misst, die im Knochen eingelagert sind, und sie nichts über die Menge oder Qualität des zugrunde liegenden Kollagennetzes aussagt. Aus diesem Grund tragen auch nicht alle Menschen mit einem niedrigen Knochenmineralgehalt das gleiche Risiko. Es sind die altersbedingten Veränderungen im Kollagennetz, die die mechanische Stärke und Elastizität der Knochen mindern und für ein erhöhtes Knochenbruchrisiko sorgen. Männer sind hiervon genauso betroffen, auch wenn die Wahrscheinlichkeit, eine Osteoporose zu entwickeln, bei Frauen doppelt so hoch liegt. Durch den sinkenden Östrogenspiegel nach der Menopause nehmen Reifungsrate und Stabilität des Kollagens ab, wodurch Frauen am stärksten gefährdet sind. Die Statistiken sind erschreckend: Nahezu jede zweite Frau über 50 erleidet aufgrund von Osteoporose einen Knochenbruch.

Knochenschwund kann man nicht gänzlich aufhalten, aber verschiedene Dinge können dazu beitragen, ihn zu verlangsamen. Belastungstraining, ein ausgewogener Hormonhaushalt und ausreichender Schlaf (darauf wären Sie wahrscheinlich auch von alleine gekommen), zählen zu den wichtigsten Faktoren. Was die Ernährung betrifft, so ist eine ausreichende Menge an Vitamin D zusammen mit Kalzium und anderen Mineralstoffen wie Magnesium und Zink entscheidend – es ist immer gut, wenn diese Mikronährstoffe in ausreichender Menge vorhanden sind. Da Knochen größtenteils aus Protein bestehen, ist es ebenfalls wichtig, eine ausreichende Menge davon zu sich zu nehmen, allerdings auch nicht zu viel. Ich habe festgestellt, dass die meisten Frauen ziemlich unsicher sind, wenn es darum geht, was sie bei Osteoporose essen und welche Zusatzstoffe sie einnehmen sollten, insbesondere seit den jüngsten Berichten über die Vor- und Nachteile von Kalzium.

Welche Rolle kommt Kollagenprotein in einer knochenschützenden Ernährung zu? Studien deuten darauf hin, dass Frauen davon profitieren, die bereits unter Knochenschwund leiden, aber andererseits: Warum erst warten, bis das Problem eintritt? Schließlich deutet einiges darauf hin, dass Kollagenprotein in jedem Alter die Knochengesundheit fördert.

Im Jugendalter werden unsere Knochen zunehmend länger, dicker und fester, bis mit rund 20 Jahren bei Frauen und rund 30 Jahren bei Männern die höchste Knochenmasse erreicht ist. Wenn wir über 30 sind, können wir also allenfalls den Status quo aufrechterhalten. Aus diesem Grund ist es so wichtig, dass wir eine gute Grundlage legen, während wir noch jung sind. Unsere Knochen befinden sich – wie alles lebende Gewebe im Körper – ein Leben lang in einem ständigen Auf- und Abbauprozess. Es wird ständig neue

Knochenmasse gebildet und alte abgebaut. Übersteigt nun die Abbaurate die Aufbaurate, kommt es zu Knochenschwund. Tatsächlich bewirken die meisten bei Osteoporose verschriebenen Medikamente eine Unterbrechung des Abbauprozesses, was zwar zu dichteren, aber nicht immer besseren Knochen führt.[2]

Auf welche Weise kann Kollagenprotein die Entwicklung der Knochen während dieser wichtigen ersten zwei bis drei Lebensjahrzehnte fördern? Wie Sie vielleicht schon ahnen werden, müsste hier noch intensiver geforscht werden, aber die Wirkung von Kollagenprotein ist in jedem Fall vielversprechend. In der einzigen Studie, die mit Kindern durchgeführt wurde, führte die tägliche Einnahme von hydrolysierter Gelatine über einen Zeitraum von vier Monaten hinweg zu positiven Veränderungen bei einigen Blutmarkern für den Knochenumbau. Dieser klinische Versuch mit 60 Kindern im Alter zwischen 6 und 11 Jahren deutet darauf hin, dass eine tägliche Kollagenversorgung die Knochenbildung in den kritischen Zeiten von Wachstum und Entwicklung stimulieren kann.

Bei Untersuchungen an jungen Ratten entdeckten Forscher, dass die Gabe von hydrolysierten Kollagenproteinen die Entwicklung der längsten Knochen des Körpers fördert, der Femuren oder Oberschenkelknochen, und zwar nicht nur bei Größe und Gewicht, sondern auch in Form von Mineraldichte, Festigkeit und Belastbarkeit. Die Wissenschaftler schrieben diese Verbesserungen einer erhöhten Aktivität der Osteoblasten zu, also jenen Zellen, die Knochen synthetisieren. Das Kollagen erwies sich in der gleichen Dosis als wirksam, die auch bei Menschen eingesetzt wird, dem Äquivalent von 12 Gramm für einen Menschen mit einem Körpergewicht von rund 80 Kilogramm. Da die meisten sich irgendwann im Leben einmal einen Knochen brechen, ist es gut zu wissen, dass hydrolysiertes Kollagen die Heilung von Brüchen der Oberschenkelknochen von Ratten beschleunigen konnte. Nimmt man die zusätzliche Wirkung des Knochenwachstums hinzu, gibt es also gute vorklinische Nachweise, dass hydrolysierte Kollagenpeptide einen vielversprechenden Ansatz für den Erhalt einer guten Knochenerneuerung darstellen könnten. Es ist sicher nicht vermessen zu behaupten, dass Kollagenprotein den Ausschlag in Richtung neuer Knochenbildung statt Knochenabbau geben könnte.

Weitere Studien an Ratten mit Östrogenmangel beschäftigten sich mit den Auswirkungen von Kollagenprotein auf den Knochenschwund nach der Menopause. Sie zeigten auf, dass hydrolysierte Kollagenpeptide dem Knochenschwund vorbeugen können, indem sie Entzündungen und Marker für Knochenabbau senken und den organischen Knochengehalt sowie Marker für Knochenbildung anheben.

Diese Ergebnisse sind zwar recht spannend, aber uns geht es natürlich vor allem darum zu erfahren, was passiert, wenn unter Knochenschwund leidende Frauen Kollagenprotein einnehmen.

Beim ersten klinischen Versuch zu diesem Thema wurden 94 postmenopausale Frauen mit klinischen Anzeichen für Osteoporose in zwei Gruppen unterteilt. Sie erhielten entweder 10 Gramm hydrolysierte Kollagenpeptide oder ein Placebo. Gleichzeitig bekamen alle Teilnehmerinnen zweimal wöchentlich Calcitonin-Injektionen als medizinische Maßnahme gegen den Knochenschwund. (Calcitonin ist ein Hormon, das als Medikament eingenommen den Knochenabbau verhindert; es wurde mittlerweile in der Primärbehandlung durch neuere Medikamente ersetzt.) Nach 24 Wochen zeigte sich anhand eines stärkeren Abfalls der Urinmarker für den Knochenabbau, dass die Kollagenpeptide die Wirkung des Calcitonins in Bezug auf den gehemmten Abbau von Knochenkollagen steigerten. Der Unterschied hielt auch noch drei Monate nach Absetzen der Therapie an. Allerdings zeigten sich zwischen den beiden Gruppen keinerlei messbare Unterschiede in der Knochendichte.

Bei einer zweiten Untersuchung wurden 80 Senioren (mit einem Durchschnittsalter von 65 Jahren) in zwei Gruppen unterteilt. Die erste Gruppe erhielt 3,5 Gramm hydrolysiertes Kollagen mit Glucosamin und 90 Milligramm Algenkalzium, die zweite ein Placebo. Nur bei den Senioren in der Kollagengruppe sank der Urinmarker für Knochenschwund. Die Teilnehmer berichteten außerdem, dass ihre Haut nun praller und glatter sei – zwei Fliegen mit einer Klappe also!

Eine kürzlich an der Florida State University durchgeführte Studie verwendete ein patentiertes Kalziumergänzungsmittel, das unter dem Namen *KoAct* vertrieben wird (ebenfalls z. B. über LifeExtension erhältlich). Das hierin enthaltene Kalzium ist „chelatiert" beziehungsweise direkt an ein hydrolysiertes Typ-I-Kollagen gebunden. Das untersuchte Mittel hat sich bei der Vorbeugung von exzessivem Knochenschwund bei menopausalen Frauen mit Osteopenie bewährt. Im Rahmen eines dreimonatigen Versuchs verbesserte das Kalzium-Kollagen-Chelat die Marker für die Knochenerneuerung. In einer separaten 12-monatigen Versuchsreihe zeigte sich bei Frauen, die täglich 5 Gramm Kalzium-Kollagen-Chelat einnahmen (das 500 Milligramm chelatiertes Kalzium und 200 IE Vitamin D enthielt) im Vergleich zur Kontrollgruppe, deren Dosierung 500 Milligramm Kalziumkarbonat und 200 IE Vitamin D betrug, erheblich weniger Knochenschwund. Wichtig ist hier zu vermerken, dass das Kalzium-Kollagen-Chelat das Fortschreiten des Knochenschwunds zwar nicht aufhalten konnte, aber den Verlust an Mineraldichte im Knochen um zwei Drittel verringerte.

Die Einnahme von Kollagenpeptiden kann auch die Bioverfügbarkeit anderer Arten von nahrungsergänzendem Kalzium verbessern, wie eine Tierstudie gezeigt hat. Bei dieser Studie wurde eine recht hohe Menge hydrolysiertes Kollagen verwendet, 600 Milligramm pro Kilogramm Körpergewicht der Ratten, was rund 44 Gramm für einen Menschen mit 75 Kilogramm Körpergewicht entspräche. Die Ergebnisse waren allerdings bemerkenswert: Der Kalziumgehalt der Oberschenkelknochen der Ratten erhöhte sich im Vergleich zur Kontrollgruppe um 22 Prozent und die Mineraldichte der Knochen lag um 50 Prozent höher. Die Forscher bemerkten auch signifikante Verbesserungen in der Knochenarchitektur. Die hier verwendete Menge liegt drei bis vier Mal so hoch wie die Dosis, die man langfristig für gesund hält, aber es wäre interessant zu sehen, ob weniger spektakuläre, aber dennoch bedeutsame Ergebnisse dieser Art auch mit geringeren Mengen erzielt werden können.

Die jüngste Versuchsreihe mit postmenopausalen Frauen wurde im Jahr 2018 veröffentlicht. Bei der in Deutschland durchgeführten Untersuchung wurden 131 Frauen mit verringerter Knochenmineraldichte in zwei Gruppen unterteilt. Die eine erhielt täglich 5 Gramm eines speziellen Kollagenpeptids (*Fortibone* von Gelita), die andere ein Placebo. Alle Frauen wurden aufgefordert, täglich Kalzium und Vitamin D zu sich zu nehmen. Nach Ablauf von 12 Monaten zeigte sich bei der Kollagenpeptid-Gruppe eine Zunahme der Knochenmineraldichte in der Wirbelsäule von nahezu 3 Prozent und eine Zunahme von 6,7 Prozent am Oberschenkelhals (dem nahe der Hüfte gelegenen oberen Bereich des Oberschenkelknochens, in dem es häufig zu schwerwiegenden Brüchen kommt). In der Placebo-Gruppe sank die Knochendichte im gleichen Zeitraum um 1,3 Prozent an der Wirbelsäule und um 1 Prozent am Oberschenkelhals. Diese Ergebnisse zeigen sehr deutlich, dass die getesteten Kollagenpeptide dabei helfen, den Knochen aufzubauen, was in vorherigen Studien nicht nachgewiesen werden konnte. Zusätzlich zu gesünderen Knochen zeigte sich bei der Kollagengruppe auch eine bedeutsame Senkung des durchschnittlichen Blutdrucks (oberer und untere Wert), während in der Placebo-Gruppe keine Veränderungen auftraten.

Bei einer Studie, an der Frauen mit der Diagnose Osteopenie teilnahmen, zeigte die tägliche Einnahme von 10 Gramm Kollagenpeptiden nach 24 Wochen keinerlei Auswirkungen auf die Marker, die den Knochenstoffwechsel betreffen. Die Forscher stellten fest, dass die meisten Teilnehmerinnen übergewichtig waren und die Dosis daher für sie womöglich nicht ausreichte. Außerdem nahmen sie laut einer Analyse ihrer Ernährung nicht ausreichend Kalzium zu sich und die durchschnittliche Aufnahme von Vitamin B_6 lag nur bei der Hälfte der empfohlenen Tagesmenge. Bei Studien an Ratten führte ein langfristiger Mangel an Vitamin B_6 zusammen mit einer eiweißreichen Ernährung zu osteoporotischen Knochenerkrankungen.

Es sind natürlich zusätzliche Studien erforderlich, bevor die Einnahme von Kollagenprotein zu einer offiziell empfohlenen Behandlungsalternative für Menschen mit einem Risiko für Knochenschwund oder diagnostizierter Osteoporose werden könnte. Obwohl das Risiko, einen Schaden anzurichten, sehr gering ist, ist der Kosten-Nutzen-Faktor bislang nicht eindeutig genug. In Hinblick auf meine eigenen Patienten sehe ich keinen Grund, ihnen von der Einnahme von Kollagenproteinen und/oder Gelatine abzuraten, in Kombination mit anderen Ernährungsempfehlungen. Selbst wenn die Wirkung auf die Knochen minimal ist, sind ein verbessertes Hautbild, kräftigere Nägel und Haare sowie gesündere Gelenke, über die Sie im nächsten Kapitel mehr erfahren werden, ausreichend gute Gründe für mich! In Kapitel 14 werde ich noch weitere Ernährungstipps für eine gute Knochengesundheit geben. Doch wenn Sie Probleme mit Gelenkschmerzen haben oder einfach nur bis ins hohe Alter aktiv und fit bleiben wollen, sollten Sie das nächste Kapitel keinesfalls überspringen.

Arthritis – werden Sie betroffen sein?

Laut der in den USA ansässigen, gemeinnützigen Stiftung Arthritis Foundation werden bei einem Drittel der Menschen im Alter zwischen 18 und 64 Arthritis oder arthritische Symptome festgestellt. (In diesem Kapitel verwende ich das Wort „Arthritis" für Erkrankungen wie Osteoarthritis oder Gelenkverschleiß, andere Formen werden später im Buch beschrieben.) Bei Menschen über 65 werden die Zahlen wesentlich dramatischer, denn rund die Hälfte der Männer und zwei Drittel der Frauen leiden in irgendeiner Form unter Arthritis. Leider gibt es für die von der Erkrankung Betroffenen keine Medikation, die nicht langfristig Nebenwirkungen mit sich bringt. Nichtsteroidale Entzündungshemmer verringern die Schmerzen, haben aber ihren Preis – eine längere Verwendung kann durchaus die Synthese des in den Gelenken enthaltenen Kollagens hemmen. Kollagenprotein bietet einen anderen Ansatz, der vielleicht die

Knorpeldegeneration verhindern und in einigen Fällen sogar bereits geschädigten Knorpel reparieren kann.

Knorpel ist eine Art Bindegewebe und findet sich in den Gelenken, zwischen den Wirbeln, in den Atemwegen, an Ohren und Nase sowie an einigen anderen Körperstellen. Innerhalb des Knorpels gibt es Chondrozyten – Zellen, die Kollagen (größtenteils Typ-II-Kollagen), Elastin und verschiedene Proteoglykane synthetisieren, die alle in die extrazelluläre Matrix des Knorpels abgegeben werden. Aufgrund des Vorhandenseins spezieller hydrophiler (wasseranziehender) Moleküle, die als Proteoglykane bezeichnet werden, saugt sich die Matrix des Knorpels quasi mit Wasser voll. Kollagen gibt dem Knorpel seine Stärke, Elastin sorgt für die Flexibilität. Weil Knorpel keine Blutgefäße besitzt, die seine Chondrozyten versorgen, erreichen die Nährstoffe die Zellen über Diffusion (das heißt, sie fließen von einem Bereich mit hoher Konzentration in einen Bereich mit niedriger Konzentration). Dadurch repariert sich Knorpel nur sehr langsam. Bewegung ist eine Möglichkeit, um die Diffusion zu fördern, weshalb regelmäßige Bewegung gut für Ihre Gelenke ist.

Die Art von Kollagen, die Oberflächen dort überzieht, wo zwei Knochen aufeinanderstoßen und ein Gelenk bilden, nennt man Gelenkknorpel oder Hyalinknorpel – ein Begriff, der sich von den griechischen Worten für „transparentes Glas" ableitet. Gesunder Gelenkknorpel sieht glasig, glatt und gut geschmiert aus. Er ermöglicht die Bewegung von einem Knochen gegen einen anderen mit minimaler Reibung. Ist der Gelenkknorpel allerdings geschädigt – und sei es in noch so geringem Maße – reiben die Flächen aneinander wie Sandpapier und verursachen Schmerzen, die mit der Zeit zunehmen können.

Arthritis wird von vielen Vertretern der geburtenstarken Jahrgänge und der Generation X nicht länger als eine unausweichliche Folge des Alterns angesehen, sondern als etwas, das nicht nur behandelbar ist, sondern sogar vermieden werden kann. Die Nachfrage nach neueren und besseren Arzneimitteltherapien, die mehr ausrichten können, als nur die Schmerzen zu lindern, hat die Begeisterung für Kollagenprotein weiter befeuert. Ist Kollagen ein Strohfeuer oder hat es seinen Ruf verdient?

Was sagen die Studien?

Die Behandlung von Arthritis mit Kollagenpeptiden birgt sowohl Chancen als auch Herausforderungen, denn Arthritis entwickelt sich in der Regel über einen längeren Zeitraum hinweg und die Gelenke nehmen die entsprechenden Nährstoffe nur sehr langsam auf. Wenn man Arthritis wirklich vorbeugen will, dann muss die Ernährungstherapie ein Leben lang eingesetzt werden. Und jede Ernährungstherapie, die Wirksamkeit zeigen soll, muss in der Lage sein, den Knorpel zu erreichen.

Im Rahmen eines Versuchs erhielten Mäuse Futter, das reich war an mit radioaktivem Prolin markiertem Kollagenhydrolysat, woraufhin Wissenschaftler eine „deutliche und lang anhaltende" Ansammlung des markierten Hydrolysats im Knorpel der Mäuse beobachteten. Die gleichen Forscher entdeckten auch, dass Kollagenhydrolysat im Labor gezüchtete Chondrozyten anregte, größere Mengen an Kollagen zu synthetisieren. Um zu erforschen, welche Wirkung Kollagenhydrolysat über einen längeren Zeitraum hat, untersuchten sie Mäuse, die speziell darauf gezüchtet werden, spontan Osteoarthrose zu entwickeln. Dem Futter der einen Mäusegruppe wurde vier Monate lang das menschliche Äquivalent von 10 bis 12 Gramm Kollagenpeptiden pro Tag zugesetzt. Im Vergleich zur Kontrollgruppe kam es zu weniger starkem Knorpelabbau im Kniegelenk. Diese vorklinischen Studien deuten also darauf hin, dass hydrolysierte Kollagenpeptide Menschen mit Gelenkverschleiß helfen könnten.

Bei einer 2012 von Wissenschaftlern der Universität Rotterdam durchgeführten Sichtung der Literatur kamen diese zu dem Schluss, dass die bisherigen Versuche – insgesamt sechs Untersuchungen mit Kollagenhydrolysat und zwei mit Gelatine – keine ausreichenden Nachweise erbrächten, um eine Empfehlung von Kollagenprotein für die Behandlung von Arthritis zu rechtfertigen. Eine zweite, gründlichere Prüfung aus dem Jahr 2018 durch Forscher der University of Sydney ergab, dass Kollagenhydrolysat in Bezug auf die kurzfristige Linderung von Schmerzen bessere Wirkungen zeigt als 17 andere beliebte Nahrungsergänzungsmittel[3], während es hinsichtlich mittel- und langfristiger Verbesserungen im Mittelfeld landete. Ich wollte Ihnen diese Ergebnisse vorab präsentieren, bevor wir einen genaueren Blick auf einzelne Studien werfen.

Eine von einem Forscher der Case Western Reserve University zusammen mit Kollegen veröffentlichte multinationale Studie wurde an insgesamt 20 verschiedenen Zentren für klinische Studien in den USA, Großbritannien und Deutschland durchgeführt. Von nahezu 400 Patienten erhielt eine Hälfte 10 Gramm eines Kollagenhydrolysats pharmazeutischer Qualität, die andere ein Placebo. Beide Gruppen nahmen die Dosis täglich über einen Zeitraum von 24 Wochen ein. Insgesamt gesehen zeigte sich in den drei Testländern kein Unterschied zwischen Nahrungsergänzung und Placebo. Lediglich am deutschen Zentrum berichteten die Teilnehmer, die

Kollagenhydrolysat erhielten, von Verbesserungen in der Gelenkfunktion und einer Linderung der Schmerzen, wobei die Patienten mit den schwersten Symptomen auch die stärkste Verbesserung erlebten.

Eine andere Studie untersuchte die Effektivität von Kollagenpeptiden, die von Schweinen oder Rindern stammten, bei der Linderung von Osteoarthritis im Knie. Sechzig männliche und weibliche Patienten im Alter zwischen 30 und 65 Jahren mit der Diagnose Arthritis wurden einer von zwei Gruppen zugeteilt (porzine oder bovine Kollagenpeptide), 22 weitere erhielten ein Placebo. Der Versuchszeitraum betrug 14 Wochen. Die Forscher stellten fest, dass die porzinen und bovinen Kollagenpeptide gleichermaßen gut wirkten und im Vergleich zum Placebo die Schmerzen linderten und die Beweglichkeit der Gelenke verbesserten.

Hühnerkollagen

Hydrolysiertes Kollagenprotein, das aus dem Brustbeinknorpel von Hühnern hergestellt wird, wurde ebenfalls als Nahrungsergänzung für Menschen getestet, die unter Gelenkverschleiß leiden. (Das Brustbein des Huhns ist der Teil zwischen den Rippen, der beide Brusthälften verbindet. Sie kennen es wahrscheinlich, wenn Sie schon einmal ein Grillhähnchen gegessen haben.) Das Brustbein von Hühnern ist reich an Typ-II-Kollagen, Proteoglykan und Chondroitinsulfat und ist dem Knorpel in menschlichen Gelenken sehr ähnlich. Diese Art von Kollagen, das auch als hydrolysiertes Kollagen Typ II bezeichnet wird,[4] ist in vielen Nahrungsergänzungsmitteln enthalten (und auch so auf der Produktbezeichnung ausgelobt; Anm. d. Verlages).

Bislang wurde eine Studie über die Wirkung von Hühner-kollagen auf arthritische Symptome im *Journal of Agricultural and Food Chemistry* veröffentlicht. Achtzig Patienten, die alle unter dokumentierter progressiver Osteoarthritis in Hüfte oder Knien litten, wurden in zwei Gruppen unterteilt und erhielten 70 Tage lang entweder 2 Gramm Typ-II-Kollagen oder ein Placebo. Nach der Hälfte der Zeit zeigte die Kollagen-Gruppe signifikante Verbesserungen in ihrer Bewegungsfähigkeit. Nach 10 Wochen litten die Teilnehmer unter weniger Schmerzen als die Placebo-Gruppe. Diese Art von Kollagen ist, wie bereits in Kapitel 4 erwähnt, auch gut für alternde Haut – sozusagen ein zusätzlicher Bonus für Menschen, die unter Arthritis leiden.

Kollagen vom Typ II aus Hühnerbrustbein ist auch in „nicht denaturierter" Form erhältlich. Nicht denaturiertes Typ-II-Kollagen, meist als UC-II bezeichnet, wird nicht mit Wärme oder Enzymen behandelt und ist daher nicht so stark hydrolysiert. (Die Internetsuche nach „UC II Kollagen" liefert Ergebnisse für verschiedene Anbieter; Anm. d. Verlages.) Laut den Angaben eines Herstellers enthält UC-II aktive immun-modulierende Stoffe und es gibt Anzeichen dafür, dass es bei der Behandlung von Gelenkrheumatismus helfen kann. Aber funktioniert es auch bei Osteoarthritis, bei der man nicht von einer immunologischen Ursache ausgeht?

Ein klinischer Versuch, bei dem die Wirkung von UC-II mit einer Kombination aus Glucosamin und Chondroitin verglichen wurde (zwei beliebten, frei erhältlichen Ergänzungs-mitteln, die sich bei der Linderung arthritischer Symptome bewährt haben), wurde im *International Journal of Medical Sciences* veröffentlicht. An der Blindstudie nahmen 52 weibliche und männliche Patienten mit Osteoarthritis im Alter zwischen 40 und 75 Jahren teil. Die Forscher schlossen alle potenziellen Teilnehmer aus, bei denen aktuell oder zu einem früheren Zeitpunkt eine Diagnose von Gelenkrheumatismus vorlag. Die Ergebnisse zeigten, dass eine tägliche Gabe von 40 Milligramm UC-II über drei Monate hinweg doppelt bis dreifach so wirksam (abhängig von der jeweils angewendeten klinischen Beurteilung) bei der Schmerzlinderung im Alltag war als Glukosamin und Chondroitin.

Hundebesitzer sollten auch ihren besten Freund mit Kollagenprotein versorgen. Bei einer Untersuchung der Auswirkungen von UC-II auf Hunde mit mittelschwerer Arthritis zeigte sich, dass eine dreimonatige Nahrungsergänzung mit diesem speziellen Kollagenextrakt (4,27 Gramm pro 1.000 Kalorien Hundefutter) in Kombination mit Kurkuma und Grüntee-Extrakten eine Schmerzlinderung von rund 30 Prozent ergab, wie tierärztliche Untersuchungen nachwiesen.

Gut für Sportler jeden Alters

Eine Studie der Penn State University untersuchte, welche Veränderungen an den bewegungsbedingten Gelenkschmerzen von 147 College-Sportlern auftraten, nachdem sie jeden Tag 10 Gramm Kollagenhydrolysat in flüssiger Form zu sich genommen hatten. Ärzte beurteilten den Grad der Gelenkschmerzen der Teilnehmer beim Ruhen, Stehen, Gehen, Laufen, Richtungswechsel und Tragen von Objekten. Im Vergleich zur Placebo-Gruppe spürten die Sportler in der Kollagen-Gruppe während des 24-Wochen-Zeitraums der Studie weniger Schmerzen bei diesen Aktivitäten. Bei einer Untergruppe von Sportlern mit bereits zuvor bestehenden Knieschmerzen war die Schmerzreduzierung sogar noch größer.

Forscher in Deutschland wollten feststellen, ob Kollagenpeptide altersbedingten Muskelschwund abwenden können, und testeten sie in Kombination mit Krafttraining. Die Teilnehmer an der Doppelblindstudie waren 53 ältere Männer mit Muskelschwund; man wollte herausfinden, ob die tägliche Einnahme von 15 Gramm Kollagenpeptiden (*Bodybalance* von Gelita) den Muskelaufbau im Vergleich zu einem Placebo steigern könnten. Zwölf Wochen lang nahmen die Männer dreimal wöchentlich an einem einstündigen angeleiteten Training teil. Bei allen Teilnehmern stiegen Muskelmasse, Knochenmasse und Kraft des Oberschenkelmuskels (Quadrizeps) an, während der Körperfettanteil sank. Interessant ist, dass die Männer, die die Kollagenpeptide erhielten, einen größeren Zuwachs an Muskelmasse zu verzeichnen hatten und auch eine größere Abnahme des Körperfetts. Die Autoren der Studie wiesen darauf hin, dass Tests mit ähnlichem Aufbau, die andere Arten von ergänzendem Protein verwendeten, bei älteren Teilnehmern keinen Zuwachs an Muskelkraft feststellen konnten. Einer der Gründe hierfür könnten ihrer Meinung nach die hohen Mengen an Glycin und Arginin sein, die der Körper in die muskelaufbauende Verbindung Kreatinin umbauen kann.

Die Fachzeitschrift *Integrative Medicine* veröffentlichte die Ergebnisse einer sehr kleinen Pilotstudie, die klären sollte, ob Typ-II-Kollagen (*BioCell*) nach einem intensiven Training die Erholungszeit verbessern könnte. Acht gesunde und aktive Teilnehmer, sechs Männer und zwei Frauen, mit einem Altersdurchschnitt von 30 Jahren wurden in zwei Gruppen unterteilt und erhielten entweder 3 Gramm dieses Typ-II-Kollagens oder 3 Gramm eines Placebos. Nach sechswöchiger Einnahme wurden intensive Oberkörpertrainingseinheiten durchgeführt, die bewusst zu Muskelschädigungen führen sollten. Die Übungen wurden drei Tage später wiederholt. Bei beiden Trainingseinheiten wiesen die Teilnehmer, die das Kollagen genommen hatten, im Vergleich zur Placebo-Gruppe geringere Blutmarker für Gewebeschäden auf und konnten die Übungen auch häufiger wiederholen, bevor es zu Ausfällen kam.

Kollagen und Beweglichkeit

Zunehmend gibt es Beispiele, die zeigen, dass Kollagenprotein Beweglichkeit und Stärke fördern sowie degenerative Gelenkschmerzen verringern kann. Damit allerdings ein greifbarer Nutzen erzielt wird, ist eine langfristige Einnahme von Kollagenprotein erforderlich. Ich gehe davon aus, dass die Studien weder über einen ausreichend langen Zeitraum durchgeführt wurden, noch – und das ist der interessantere Punkt – früh genug einsetzten, um echte Ergebnisse zu zeigen, nämlich bevor signifikante (und häufig irreversible) Gelenkschäden eintraten.

Das Fazit: Erwarten Sie keine schnellen Resultate von Kollagenprotein, wenn Sie unter Arthritis leiden. Sie können allerdings davon ausgehen, dass Nahrungs- und Ergänzungsmittel, die reich an Kollagenprotein und anderen knorpelaufbauenden Nährstoffen sind, eine große Bandbreite an Vorteilen bieten, einschließlich der Förderung gesunder Gelenke und starker Muskeln.

KAPITEL 6

Kollagen für die Verdauung

Es gibt mehrere Möglichkeiten, wie Kollagenprotein und Gelatine als Teil des Speiseplans Ihre Verdauung und Darmgesundheit fördern können. Ein althergebrachtes Heilmittel waren hier schon immer aus Fleisch und Knochen hergestellte Brühen, die reich an Kollagenprotein sind. Tatsächlich drehen sich heutzutage ganze Diätbehandlungen genau darum.

Bevor wir uns ansehen, wie eine brühebasierte Ernährung funktioniert, werfen wir doch einmal einen Blick auf die durchschnittlichen Ernährungsgewohnheiten von Amerikanern, die mittlerweile auch auf eine wachsende Zahl der Weltbevölkerung zutreffen. Der Speiseplan besteht größtenteils aus Muskelfleisch, Getreide und Speisen wie Sandwiches, Cerealien und gekochtem Gemüse. Gleichzeitig schwenken aber auch immer mehr Menschen auf eine „Rohkost"-Ernährung um, häufig mit guten Ergebnissen. Was ist das Besondere an Rohkost, das diesen populären Trend erklären könnte?

Ich habe selbst in eine größtenteils auf Rohkost basierende Ernährung hineingeschnuppert und einiges darüber gelernt. Vertreter dieser Richtung stellen drei Hauptthesen auf: Bei Rohkost bleiben alle Vitamine und Mineralstoffe erhalten, sie liefert viele Enzyme, die bei der Verdauung helfen, und die rohen Lebensmittel lieferten eine Art „Lebenskraft". Ich kann mich diesen Aussagen nicht vorbehaltlos anschließen. Zwar bleiben einige Vitamine und Mineralstoffe im rohen Zustand tatsächlich besser erhalten, andere aber bleiben gebunden und werden erst durch das Kochen gelöst. In der Nahrung enthaltene Enzyme überleben das extrem saure Milieu des Magens nicht immer, und obwohl es eine interessante Theorie ist, lassen sich die Vorteile einer angenommenen Lebenskraft praktisch nicht belegen.

Eine andere wichtige Eigenschaft von Rohkost hingegen wird häufig übersehen: die Fähigkeit beim Weg durch den Verdauungstrakt Wasser anzuziehen. Der Grund hierfür sind die hydrophilen Kolloide, die Rohkost – insbesondere Gemüse und Obst – enthält. „Hydrophil" heißt nichts anderes als „wasserliebend" und Kolloide sind Teilchen, die sich nicht auflösen, sondern in einer anderen Substanz suspendieren, also darin schweben. Ein gutes Beispiel hierfür sind die Proteine und Fette in Milch. Aufgrund dieser Eigenschaften werden Verdauungssäfte mit ihren Anteilen an Magensäure, Enzymen und Galle stark von zerkauter Rohkost angezogen, was den aus verschiedenen Phasen bestehenden Verdauungsprozess im Darm fördert. Je länger Nahrung erhitzt wird, umso weniger Kolloide sind suspendiert, was ihre wasseranziehende Wirkung schwächt.

Leider kann die Verdauung von Rohkost, insbesondere faseriger Lebensmittel, für einige Menschen problematisch sein. Viele meiner Patienten vertragen Salate und anderes rohes Gemüse nicht gut und geben an, dass sie bei ihnen Blähungen, einen aufgetriebenen Bauch, Schmerzen und manchmal sogar Durchfall verursachen. Andere wiederum vertragen Rohkost gut und stellen fest, dass sie regelmäßigeren Stuhlgang haben, wenn sie täglich rohes Obst und Gemüse essen. Ich glaube, dass wir – in Abhängigkeit von der Effizienz der an der Verdauung beteiligten Organe und Drüsen und dem Gleichgewicht der Bakterien in unserem Darm – alle unterschiedliche Verdauungsfähigkeiten haben. Was wir vertragen oder nicht, das kann sich ändern, wie Sie sicher schon einmal selbst erlebt haben, als sie sich von einer Magen-Darm-Grippe oder Lebensmittelvergiftung erholten. Die gute Nachricht ist, dass unsere Verdauungsfähigkeit sich nicht nur verschlechtern, sondern auch verbessern kann.

Welche Rolle spielen nun Kollagen, Gelatine und Knochenbrühe bei der Verbesserung der Verdauung? Nichts davon wird schließlich in roher Form verzehrt. Gelatine und gelatinereiche Brühen bilden im Gegensatz zu anderen gekochten Speisen hydrophile Kolloide, die die Verdauung fördern. (Hier haben hydrolysierte Kollagenpeptide übrigens keinen positiven Effekt, weil ihnen die Fähigkeit fehlt, Wasser anzuziehen). Dr. Francis Pottenger Jr., ein Ernährungspionier aus dem frühen 20. Jahrhundert, wies als Erster auf die hohe Anzahl hydrophiler Kolloide in Brühen und ihre positive Wirkung bei Verdauungsstörungen hin.

Unabhängig davon, ob Sie Probleme mit der Verdauung haben oder nicht, rate ich Ihnen, Knochenbrühe oder ein anderes Nahrungsmittel auf Gelatine-Basis in ihren täglichen Speiseplan zu integrieren. Sie werden wahrscheinlich aufgrund der Reaktion der Darmschleimhaut einige bemerkenswerte Verbesserungen erfahren. Wenn Sie unter Verstopfung, Colitis oder einfach nur unter einem Blähbauch und Unbehagen leiden, sollten Sie mindestens zweimal am Tag eine Tasse Knochenbrühe zu sich nehmen, was meinen Patienten zufolge echte Erleichterung bringt. Indem sie saure Verdauungssäfte in das Essen ziehen, helfen Gelatine-kolloide nicht nur dabei, die Magenschleimhaut zu schützen, sondern bereiten die Nahrung auch für die weitere Verdauung im Dünndarm vor. Alle, die unter Sodbrennen leiden, können von dieser Schutzwirkung profitieren. Gelatine übt auch auf dem weiteren Verdauungsweg ihre wasseranziehende Wirkung aus, sodass der Darm in Bewegung bleibt und Verstopfung gemildert wird.

Wenn Sie die Vorstellung abschreckt, Knochenbrühe selbst herzustellen, dann können Sie auch einer Fertigbrühe oder einem Fond (Geflügel, Rind oder anderes) Gelatine hinzufügen, etwa einen Esslöffel pro ein bis zwei Tassen. Brühe kann auch vielen anderen Speisen hinzugefügt werden und dann einen Teil oder die ganze in einem Rezept angegebene Menge an Wasser ersetzen. Im zweiten Teil dieses Buchs finden Sie ein Rezept für das Herstellen einer eigenen Knochenbrühe, die Sie dann auf unterschiedliche Weise verwenden können. Viele meiner Patienten kochen beispielsweise Reis oder Quinoa in Knochenbrühe. Sie finden in diesem Buch auch Rezepte, wie sie gelierte Speisen wie Fruchtgummi und Desserts mit Gelatine selbst zubereiten und so den hohen Zuckeranteil von Fertigprodukten umgehen können.

Studien zu Kollagen und Verdauung

Zieht man die vielen Nachweise in Betracht, anhand derer sich die Auswirkungen einer bestimmten Ernährung bewerten lassen, räumt die US-amerikanische Academy of Nutrition and Dietetics randomisierten kontrollierten Studien den höchsten Rang ein, wohingegen klinische Untersuchungen und Erfahrungsberichte in meiner Branche einen geringeren Stellenwert genießen. Andererseits ist Knochenbrühe ein gutes Beispiel dafür, wie wertvoll klinische Erfahrungen sein können. Auch wenn wir ihre tatsächliche Wirkungsweise noch nicht vollkommen verstehen, können wir aufgrund der von Patienten erzielten Ergebnisse Knochenbrühe vorbehaltlos empfehlen. In den frühen Tagen der Ernährungswissenschaft notierte Dr. Pottenger, dass der Einsatz von hydrophilen Kolloiden in der Ernährungstherapie bei Magen-Darm-Beschwerden häufig ausreiche, um selbst schwere Leiden zu heilen.

Kollagen ist der Hauptbestandteil der Darmwand. Es ist also nicht weiter verwunderlich, dass das Zuführen von Kollagenprotein Einfluss auf die Magen-Darm-Funktion hat. Wissenschaftliche Studien geben Hinweise darauf, auf welche Weise Gelatine und Kollagenprotein eine gesunde Verdauung fördern. Anhand von Tierversuchen und mithilfe von gezüchteten Zellen haben Wissenschaftler nachgewiesen, welche Rolle Kollagenprotein beim Aufbau und Erhalt des Bindegewebes spielt, das den gesamten Verdauungstrakt auskleidet. Diese Funktion ist sehr wichtig, denn wenn dieses Gewebe verletzt wird, kann es zu Problemen wie dem Leaky-Gut-Syndrom und Darmentzündungen kommen. Das Leaky-Gut-Syndrom, eine krankhaft erhöhte Durchlässigkeit der Darmschleimhaut, tritt ein, wenn die Schutzbarriere des Darms durchbrochen wird, sodass unerwünschte Moleküle in den Körper gelangen. Ich werde in Kapitel 8 noch genauer auf dieses Thema eingehen.

Studien an Jungtieren (Schweine, Hühner und Fische) zeigen, dass bereits der Verzehr von kleinen Mengen an Glycin und Prolin (0,5 bis 2 Prozent der Nahrung) sich positiv auf die Darmfunktion auswirkt. Glycin und Prolin steigerten als

Nahrungsergänzung die Größe der Darmzotten, also der Strukturen, die für die abschließende Verdauung und Aufnahme der Nahrung zuständig sind. Zusätzlich erhöhten diese beiden Kollagen-Vorstufen die Dicke der Darmschleimhaut, die ebenfalls eine wichtige Funktion bei der Gesundheit und Funktion des Verdauungstrakts spielt. Nicht weiter verwunderlich ist, dass auch Nährstoffaufnahme, Wachstum und Effizienz der Proteinnutzung zunahmen, ebenso wie die Menge des insgesamt produzierten Kollagens. In zwei verschiedenen Studien an Ratten schützte Glycin als Nahrungsergänzung den Dickdarm vor den schädlichen Auswirkungen von Strahlung, während marine Kollagenpeptide die Heilung von Magengeschwüren förderten, die durch übermäßige Säure verursacht wurden. Das sind interessante Befunde, die darauf hindeuten, dass Kollagenprotein Menschen nutzen kann, die unter Schäden am Verdauungstrakt leiden, sei es aufgrund von Krebsbehandlungen, Reflux, Zöliakie (einer Immunreaktion auf Gluten) oder aus anderen Gründen.

Anhand eines zellulären Modells des menschlichen Verdauungstrakts haben Wissenschaftler die Wirkung dreier verschiedener Größen von marinen Kollagenpeptiden auf einen durchlässigen Darm untersucht. Die Gabe von jedem dieser Peptide verhinderte größtenteils einen Abbau in den festen Verbindungszonen, den sogenannten „Tight Junctions", zu dem es kommt, wenn ein entzündungsförderndes Biomolekül die Barriere überwindet. Diese neuen Forschungsergebnisse deuten auf das Potenzial von Kollagenpeptiden hin, die erhöhte Darmdurchlässigkeit zu begrenzen, die mit entzündlichen Darmerkrankungen wie Morbus Crohn einhergeht und die Ursache vieler anderer Beschwerden ist. Weitere Studien sind erforderlich, aber marine Kollagenpeptide

103

könnten eine wirkungsvolle Ernährungstherapie darstellen, sofern keine Allergien gegen Meerestiere vorliegen.

Abschließende Gedanken

Genau wie viele andere praxisorientierte und integrativ arbeitende Behandler glaube auch ich, dass eine echte hausgemachte Hühnerbrühe nicht nur gut für die Seele ist, sondern auch gut für den Darm. Es ist ein zeitloses Heilmittel, das in Kreisen der Schulmedizin wesentlich mehr Respekt genießen sollte. Wäre es nicht wunderbar, wenn jedes Krankenhaus und Pflegeheim Suppen auf der Basis von echter Knochenbrühe auf dem Speiseplan hätte? Das würde sich vermutlich als eine der kostengünstigsten Ernährungstherapien entpuppen, die wir anbieten können – und schmackhaft wäre sie auch noch!

Auch für Kollagenpeptide spricht einiges und es wird sicher weitere Studien zu diesem Thema geben. Mein Rat ist, es mit Knochenbrühe zu versuchen, wenn Ihre Verdauung Ihnen Probleme bereitet. Achten Sie dabei darauf, dass an den Knochen noch viel Knorpel beziehungsweise Haut sitzt.

KAPITEL 7

Ist Kollagen auch gut fürs Herz?

Welche Auswirkungen Kollagenprotein auf Herz-Kreislauf-Erkrankungen beim Menschen hat, wurde bislang noch nicht gezielt untersucht. Einige Studien lassen allerdings vermuten, dass Kollagenpeptide helfen könnten, Risikofaktoren für Herzerkrankungen und Schlaganfälle einzudämmen, speziell wenn es um Bluthochdruck, Dyslipidämie (erhöhte LDL- und Triglyzerid-Werte sowie niedrige HDL-Werte) und eine entzündungshemmende Wirkung geht. Wie Sie in Kapitel 9 erfahren werden, gibt es vielversprechende Hinweise darauf, dass Kollagenpeptide die Blutzuckerregulierung verbessern, was wiederum helfen könnte, zwei der wichtigsten Risikofaktoren für Herzerkrankungen anzugehen, nämlich Diabetes und Prädiabetes.

Bluthochdruck

Bluthochdruck zählt zu den am weitesten verbreiteten Risikofaktoren für Herz-Kreislauf-Erkrankungen. Zusammen mit regelmäßiger Bewegung und einer Ernährung, die reich an unterschiedlichen Obst- und Gemüsesorten ist, könnten Kollagenpeptide möglicherweise dazu beitragen, dass eine medikamentöse Behandlung unnötig wird. Schauen wir uns also an, was die Studien besagen.

So wurde beispielsweise eine kleine klinische Untersuchung mit 15 Freiwilligen durchgeführt, bei denen eine leichte Form von Bluthochdruck festgestellt worden war. Ihr durchschnittlicher systolischer Wert lag bei 136 mmHg, 16 Punkte über dem empfohlenen Normwert. Alle Teilnehmer nahmen täglich 5,2 Gramm Hühnerkollagenhydrolysat zu sich, das ein besonderes „Oktapeptid" enthielt – ein Peptid mit einer Länge von acht Aminosäuren. Nach vier Wochen täglicher Einnahme war der durchschnittliche systolische Wert um nahezu 12 Punkte gefallen. Das Hühnerkollagen hatte damit eine ähnliche Wirkung wie Medikamente gegen hohen Blutdruck, aber ohne die Nebenwirkungen, mit denen die üblicherweise verschriebenen ACE-Hemmer einhergehen, beispielsweise trockenem Husten. In ihren Anmerkungen erwähnten die Autoren der Studie die althergebrachte Tradition von Hühnersuppe als Teil der kräuterbasierten chinesischen Ernährungslehre zur Verbesserung der Blutzirkulation. Diese traditionelle Medizin scheint also alles andere als von gestern zu sein!

In einer größeren placebokontrollierten Studie mit 58 Teilnehmern testeten die gleichen japanischen Wissenschaftler erneut die Wirkung von Hühnerkollagenhydrolysat, dieses Mal im Vergleich zu einem Placebo. Bei den Teilnehmern handelte es sich um 30 Männer und 28 Frauen, die leichten Bluthochdruck oder hochnormalen Blutdruck aufwiesen und keine Medikamente hierfür einnahmen. Sie erhielten nach dem Zufallsprinzip entweder 2,9 Gramm Hühnerkollagenhydrolysat, das in ein fermentiertes Getränk gemischt wurde, oder das gleiche fermentierte Getränk ohne den Kollagenzusatz. Nach 12 Wochen täglicher Einnahme fiel der durchschnittliche systolische Wert der Kollagengruppe von 141,1 auf 131,8, während der durchschnittliche systolische Wert der Placebo-Gruppe unverändert blieb. Wie erwartet endete die blutdrucksenkende Wirkung, nachdem die Teilnehmer das kollagenhaltige Getränk absetzten.

Bei beiden Studien wurde ein speziell hergestelltes Hühnerkollagenhydrolysat verwendet. Andere Arten von Kollagenprotein könnten daher zu einem ähnlichen Resultat führen – oder auch nicht. Allerdings verfügt bovines Kollagen womöglich auch über blutdrucksenkende Eigenschaften, wie das nächste Beispiel zeigt.

Bei dieser klinischen Studie, bei der die Wirkung eines speziellen bovinen Kollagenpeptids (*Fortibone* von Gelita) auf den Knochenerhalt bei postmenopausalen Frauen mit Osteopenie gemessen werden sollte, stellten die Forscher eine statistisch signifikante blutdrucksenkende Wirkung fest. Nach Ablauf des Versuchszeitraums von 12 Monaten kam es durch die Einnahme von 5 Gramm *Fortibone* pro Tag zu einem durchschnittlichen systolischen Wert von 128,1 mmHg (zuvor 134,5 mmHg) und einem diastolischen Wert von 78,6 mmHg (zuvor 81,2 mmHg) im Vergleich zur Placebo-Gruppe, deren Blutdruck unverändert blieb. Es war zwar nicht Ziel der Forscher, dies festzustellen, aber die geringfügigen Blutdrucksenkungen waren ein interessanter Nebeneffekt des Kollagenproteins.

Während weitere Humanstudien noch ausstehen, deuten die Ergebnisse von Tierversuchen auf blutdrucknormalisierende Eigenschaften auch bei anderen Typen von Kollagenpeptiden hin. Bei Studien an Ratten hatte Hühnerkollagenhydrolysat eine blutdrucksenkende Wirkung. Noch interessanter vielleicht war die Fähigkeit des Kollagens, die

Stickoxidkonzentration zu erhöhen und so Schäden am Herz-Kreislauf-System abzuwenden. Stickoxid entspannt die Blutgefäße und ermöglicht es ihnen, sich zu weiten, was die Durchblutung fördert und ein Sinken des Blutdrucks bewirkt.

Studien an Ratten haben zudem ergeben, dass bovine und porzine Kollagenpeptide in Bezug auf ihre blutdrucksenkende Wirkung nahezu 40 Prozent der Wirkung von ACE-Hemmern entfalten. Die aktivsten Formen von Kollagenpeptiden, die Teil der Untersuchung waren, wurden vorgefiltert, um ihre aktiven Bestandteile zu konzentrieren. Zusätzlich zu den bislang am Markt erhältlichen Produkten werden solche und andere, auf spezielle Zwecke abgestimmte Arten von Kollagenpeptiden womöglich in Zukunft auch für Verbraucher verfügbar sein. Bis dahin könnte hausgemachte Hühnersuppe eine gute Lösung sein.

Cholesterin und andere Risikofaktoren für Herzerkrankungen

Es gibt nur wenige Untersuchungen dazu, ob Kollagenprotein Auswirkungen auf den Cholesteringehalt im Blut und auf andere Risikofaktoren für Herzerkrankungen hat. Die bislang einzige klinische Studie, die sich mit Kollagenprotein und seiner Wirkung auf Cholesterin beschäftigt, wurde in China an 100 Patienten durchgeführt, die unter Typ-2-Diabetes litten. Diese wurden willkürlich in zwei Gruppen aufgeteilt, von denen die eine 13 Gramm marine Kollagenpeptide pro Tag erhielt, die andere ein Placebo. Der Versuch ging über drei Monate. Bei der Kollagenpeptid-Gruppe lagen nicht nur die Blutwerte für Triglyzeride, LDL-Cholesterin und Nüchternblutzucker signifikant niedriger, die Kollagenpeptide senkten auch die Entzündungswerte, steigerten das (gute) HDL-Cholesterin und verbesserten die Insulinsensitivität.

Bei Ratten, deren Futter 0,17 Prozent Fischkollagenpeptide enthielt, ließ sich eine Senkung der Blutfett- und Triglyzeridwerte feststellen. Bei einem weiteren Experiment entdeckten die gleichen Wissenschaftler, dass die Zugabe von Fischkollagenpeptiden bei einer einmaligen Fütterung mit Sojaöl die Triglyzeridwerte der Ratten zwei Stunden später senkte.

Mittlerweile hat man erkannt, dass Entzündungen ein Risikofaktor bei vielen chronischen Erkrankungen sind, einschließlich Herzerkrankungen. Es ist noch zu früh, um darauf zu schließen, dass Kollagenprotein Entzündungen in den Arterienwänden reduzieren kann, eine chronische Form der Entzündung, die zur Entwicklung von KHK (Koronare Herzkrankheit) beiträgt. In Tierstudien konnten Kollagenpeptide nicht nur das schlechte Cholesterin senken, sondern auch Entzündungsmarker. Mäuse, die 12 Wochen lang ein Futter mit einem Anteil von zehn Prozent Hühnerkollagenhydrolysat erhielten, wiesen erheblich geringere Konzentrationen mehrerer entzündlicher Moleküle im Blut auf als ihre Artgenossen, die ein Standardfutter erhielten. Es hatte sich auch weniger Fett in der Leber angesammelt. Fettlebererkrankungen sind ein weiterer häufiger Risikofaktor für Herzerkrankungen und werden stark in Verbindung gebracht mit unerwünschten Veränderungen von Blutfettwerten, einem höheren Diabetesrisiko und höheren Koronarkalkwerten (eine Untersuchung, bei der die Durchlässigkeit der Herzkranzgefäße gemessen wird).

Ist es nicht großartig, dass Sie durch das Verbessern Ihres äußeren Erscheinungsbildes mithilfe von Kollagenprotein, speziell wenn es von Hühnern stammt, möglicherweise auch etwas für ihre innere Gesundheit tun? Ich bin heute mehr denn je überzeugt davon, dass wir alle mehr Hühnersuppe essen sollten. Und um dies zu unterstützen, enthält dieses Buch einige Rezepte, die das Essen von Hühnerbrühe alles andere als langweilig erscheinen lassen werden (siehe Seite 209).

KAPITEL 8

Kollagen und Wunschgewicht

Sind Sie auf der Suche nach dem perfekten Ernährungsplan, der es Ihnen ermöglicht, nach einem Gewichtsverlust Ihr Wunschgewicht mühelos zu halten? Oder haben Sie vielleicht weniger mit überflüssigen Kilos zu kämpfen als mit altersbedingten Verlagerungen des Körperfetts, einhergehend mit einem Verlust an Muskelmasse? Könnte Kollagen helfen, eine bessere Körperzusammensetzung zu erreichen und auch zu halten?

Abnehmen

Lassen Sie mich eines von vorneherein klarstellen: Es gibt keine Nahrungsergänzung, welche die eine Patentlösung ist. Ganz gleich, ob es sich um ein Protein, Fett, Gemüse, Obst oder Kräuter handelt – nichts davon wird von ganz allein zu einem Gewichtsverlust führen. Eine Ernährung mit einem leicht reduzierten Kaloriengehalt, die alle wichtigen Nährstoffe enthält und Heißhungerattacken verhindert, ist die einzige Möglichkeit, um effektiv abzunehmen. Wenn Patienten die Gewichtsreduktion nicht gelingt, dann liegt es meiner Erfahrung nach in der Hauptsache an drei Dingen: Sie versuchen zu schnell Gewicht zu verlieren, in ihrer Ernährung fehlen bestimmte Mikronährstoffe, oder sie versuchen allein über das Essen abzunehmen, ohne andere Ursachen wie Schlaf- und Bewegungsmangel sowie Stress anzugehen.

Makronährstoffe – die richtige Menge macht's

Fragen Sie sich, welches Verhältnis von Makronährstoffen ich empfehle, wenn jemand abnehmen möchte? Es hängt natürlich vom Einzelnen ab, aber ich rate generell zu einer Ernährung mit wenig Kohlehydraten, dem maßvollen Gebrauch von Fett und einem ausreichenden, aber nicht übermäßigen Eiweißanteil. Ich empfehle nur selten eine ketogene Ernährung, es sei denn, der Patient wurde von einem Arzt überwiesen, der diese verschrieben hat, oder der Patient möchte es von sich aus ausprobieren. Eine ketogene Ernährungsweise zeigt zwar häufig – zumindest kurzfristig – Wirkung, aber ich habe erlebt, dass sich nach einigen Monaten meist nichts mehr am Gewicht tut. Besonders bei Frauen ist eine verringerte Stoffwechselrate nicht selten, was dazu führt, dass man das Essen sein Leben lang einschränken muss, um das gewünschte Gewicht zu halten.

Wenn Sie abnehmen und Ihr Wunschgewicht halten wollen, dann ist Geduld Ihr bester Freund. Ein langsamer Gewichtsverlust von einem bis zwei Kilo pro Monat kann verhindern, dass der Körper in den „Hungersnot"-Modus verfällt. Einfacher gesagt: Je mehr Gewicht der Körper verliert, umso mehr möchte er an seinen verbleibenden Fettspeichern festhalten. Hat man dann die Diät beendet und isst wieder normal, arbeitet er sofort daran, die Fettdepots möglichst schnell wieder aufzufüllen. Das hängt zum Teil mit der Verlangsamung der Stoffwechselrate zusammen, die auch dafür verantwortlich ist, dass sich nach den ersten Abnehmerfolgen zunächst einmal gar nichts mehr auf der Waage tut und Stillstand herrscht. Zwar gibt es bislang keine Studien, die zeigen, dass Kollagenprotein diesen Stillstand aufheben könnte, aber es ist dennoch wichtig zu wissen, damit Sie eine der häufigsten Fallen beim Abnehmen umgehen können.

Nachdem ich meine Patienten darüber aufgeklärt habe, dass sie den Weg zum Wunschgewicht eher im Schnecken- denn im Eilzugtempo angehen sollten, arbeiten wir an anderen Problemen, die einem Gewichtsverlust im Weg stehen könnten. Stress, Schlafmangel, zu wenig und zu viel Sport, hormonelles Ungleichgewicht, toxische Belastungen und mangelnde Darmgesundheit zählen neben einer zu hohen Kalorienzufuhr zu den Hauptfaktoren für eine Gewichtszunahme. Ein großes Problem, das ich sehe, ist ein Mangel an Mikronährstoffen, der häufig durch jahrelange Diäten verschlimmert wurde. Sobald wir beginnen, uns um all diese Probleme zu kümmern, und sicherstellen, dass die Patienten gute, nahrhafte Lebensmittel zu sich nehmen, verbessert sich auch ihr Allgemeinzustand und sie verlieren dauerhaft an Gewicht.

Wie passt Kollagenprotein in Ihre persönliche Ernährungsempfehlung, wenn Sie Ihr Wunschgewicht erzielen und halten möchten? Hier stellen Knochenbrühe und Gelatine, in Kombination mit Kollagenpeptiden, die optimale Wahl dar.

Durchlässiger Darm und Stoffwechselstörungen

Eine erhöhte Durchlässigkeit der Darmschleimhaut, auch „Leaky-Gut-Syndrom" genannt und mittlerweile als weitverbreitetes Gesundheitsproblem anerkannt, könnte der Grund für die Gewichtsprobleme vieler Menschen sein, ebenso wie viele andere chronische Erkrankungen.

Unser Verdauungstrakt, speziell der Darm, ist mit Zellen zur Nahrungsverdauung ausgekleidet, die enge Verbindungsstrukturen bilden, sogenannte „Tight Junctions". Diese Strukturen verhindern, dass unverdaute Nahrung „durchrutscht" und sorgen so dafür, dass der Inhalt des Verdauungstrakts vom Blutstrom getrennt bleibt, bis der gesamte Verdauungsprozess abgeschlossen ist. Wird der Verdauungstrakt jedoch entzündlichen Nahrungsmitteln, krankheitserregenden Bakterien, Umweltgiften und einer Vielzahl an Medikamenten ausgesetzt – von Alkohol, übermäßigem Stress und zu wenig Schlaf einmal ganz zu schweigen –, können in diesen engen Verbindungen Lücken entstehen.

Dann finden unverdaute Nahrungsbestandteile ihren Weg in den Blutkreislauf, zusammen mit bakteriellen Giften und anderen dort unerwünschten Bestandteilen. Erkennt das Immunsystem die fremden Eindringlinge und greift sie an, löst diese Immunreaktion eine systemweite Entzündung aus. Hält die entzündliche Reaktion unvermindert an, tritt häufig eine graduelle Zunahme des Körperfetts ein oder eine Unfähigkeit, bestehendes Körperfett abzubauen – Probleme, die durch den schrittweisen Abbau von Muskelmasse noch verschärft werden.

Wie bereits in Kapitel 6 erwähnt, gibt es spezielle Ernährungspläne für das Heilen einer „löchrigen" Darmschleimhaut. Das grundlegende Nahrungsmittel ist in diesem Fall hausgemachte Brühe aus Knochen mit Knorpel und Haut. Obwohl es medizinische Untersuchungen gibt, die das Vorhandensein eines Leaky-Gut-Syndroms nachweisen können, werde diese von Hausärzten nur selten angeordnet. Ich nehme einmal an, dass jeder von uns zu einem gewissen Grad einen durchlässigen Darm hat, wobei die Schwere davon abhängt, wie viele der zuvor erwähnten ungünstigen Lebensfaktoren zutreffen. Ich sehe dies als Problem, das bei nahezu jedem übergewichtigen Patienten angegangen werden muss, und rate dazu, zweimal am Tag Knochenbrühe (entweder hausgemacht oder fertig gekauft und mit zusätzlicher Gelatine versehen) zu sich zu nehmen. Das ist natürlich nicht der komplette Ernährungsplan, aber es ist meist der Ausgangspunkt. Patienten, die der Empfehlung folgen, sind oft erstaunt darüber, dass ihr Hungergefühl nachlässt, sie regelmäßigeren Stuhlgang haben und sogar ihre geistige Klarheit zunimmt. Im Laufe der Zeit sinkt dann auch das Gewicht langsam, vor allem wenn sie gleichzeitig die anderen Probleme angehen.

Leider gibt es keine veröffentlichten Studien, die diese klinische Erfahrung mit Patienten untermauern, aber es häufen sich zunehmend Belege für das Bestehen eines Zusammenhangs zwischen einer durchlässigen Darmwand und Stoffwechselerkrankungen wie Fettleibigkeit, Diabetes und Fettleberkrankheit. Außerdem weisen Patienten mit diesen Stoffwechselproblemen höhere Mengen an Bakteriengiften in ihrem Blut auf. Probiotika und präbiotische Nahrungsmittel tragen bei einer ausgewogenen Ernährung mit reichlich Gelatine oder Knochenbrühe zusätzlich zur Unversehrtheit der Darmschleimhaut bei.

Kollagen, Hunger und Sattheitsgefühl

Studien haben gezeigt, dass Menschen, die mehr Protein zu sich nehmen, weniger essen, Gewicht verlieren und ihr Gewicht nach Beenden einer Diät besser halten. Mahlzeiten, die eine ausreichende Menge an Protein enthalten (20 bis 40 Gramm), unterdrücken Hungergefühle effektiver und länger als solche mit geringerem Eiweißanteil. Das Wissen darum, welche Proteine am besten sättigen, ist entscheidend, denn nahezu jeder, der eine Diät beginnt, hat irgendwann mit Hunger zu kämpfen, und das umso stärker, je mehr Gewicht bereits verloren wurde. Einer der Gründe für die Wirksamkeit der so beliebten ketogenen Ernährung ist, dass Hunger hier oft kein Problem ist, weil mehr Protein aufgenommen wird und der Blutzuckerspiegel stabiler wird. Wenn der Hunger abnimmt, fällt es Menschen leichter, weniger Kalorien zu verzehren. Dennoch eignet sich eine ketogene Ernährung nicht für jeden, möglicherweise auch nicht für Sie. Es kann jedoch keinesfalls schaden, effektive Methoden zu kennen, wie man den Hunger im Zaum hält.

Wie Sie sich sicher vorstellen können, gibt es Unterschiede darin, wie gut welches Protein den Hunger stillt. Verschiedene Arten von Kollagenprotein, insbesondere Gelatine und hydrolysierte Gelatine, sind bereits daraufhin getestet worden, welchen Einfluss sie auf den Hunger und die Hormone haben, die das Hungergefühl kontrollieren. Schauen wir uns die Ergebnisse an.

Für eine Eintagesstudie wurden 24 gesunde Erwachsene ausgewählt. Die Teilnehmer erhielten zum Frühstück einen Vanillepudding, der aus einem von sieben verschiedenen Proteinsorten bestand. Man stellte fest, dass zwei der Proteine, nämlich Gelatine und Alpha-Lactalbumin (aus Milchprodukten), rund 40 Prozent besser sättigten als die anderen, zu denen Molke, Kasein und Sojaprotein zählten. Zum Mittagessen, das drei Stunden später erfolgte, nahmen die Freiwilligen, die die Puddings mit Gelatine oder Alpha-Lactalbumin gegessen hatten, rund 20 Prozent weniger Kalorien zu sich, obwohl sie dasselbe Essen erhielten als der Rest der Gruppe. Ein nachfolgendes Experiment des gleichen Forscherteams ergab, dass Alpha-Lactalbumin im Vergleich zu Gelatine noch besser darin war, den Hunger vier Stunden nach dem Verzehr zu unterdrücken.

Eine weitere Studie derselben Forscher untersuchte Ernährungsformen, bei denen jeweils entweder Gelatine oder Kasein als einzige Proteinquelle diente, und maß die Unterschiede bei Appetitunterdrückung, Proteinverwertung und Kalorienverbrauch. Bei der Kurzzeitstudie, an der 23 gesunde Männer und Frauen teilnahmen, unterdrückte Gelatine den Hunger um 44 Prozent besser als Kasein, die Teilnehmer verloren aber eine kleine Menge an Körperprotein, während Kasein die körpereigenen Eiweißspeicher besser erhielt. Bei der von den Teilnehmern verbrauchten Energie (Kalorien) gab es keinen Unterschied zwischen den beiden Proteinen. Da es sich bei Gelatine nicht um ein komplettes Protein handelt, war der Verlust an körpereigenem Protein nicht unerwartet. Die Forscher kamen zu dem Schluss, dass die Zugabe von Gelatine und Kasein im Rahmen einer gewichtsreduzierenden Ernährung helfen könnte, Hungergefühle zu unterdrücken und gleichzeitig Muskel- und Knochenmasse zu erhalten. Mein Vorschlag wäre daher, beim Frühstück Kollagenprotein – in Form von Brühe, Gelatine oder Peptiden – zu sich zu nehmen und zu prüfen, ob Sie in der Zeit bis zum Mittagessen weniger Hunger verspüren.

Ein Rührei aus zwei Eiern mit Käse (Kasein) oder Joghurt (Kasein und Molke) und Fruchtsaft mit Gelatine ist eine Möglichkeit. Einen Suppenteller einer hausgemachten Brühe mit 80 Gramm Hühnchen ist perfekt für all jene, die ihre Essgewohnheiten verändern möchten. Wenn Sie unterwegs frühstücken, versuchen Sie es einmal mit einem Smoothie aus 10 Gramm Kollagenprotein und 20 Gramm Molkenprotein (20 Prozent Alpha-Lactalbumin). Testen Sie aus, welche Mahlzeiten für Sie richtig sind. Um ein optimales Ergebnis zu erzielen, sollte jede Mahlzeit dem Körper mindestens 25 Gramm Protein und 400 bis 600 Kalorien liefern. In Kapitel 10 werden Sie einen weiteren wichtigen Grund kennenlernen, warum Sie Molkenprotein und Kollagenprotein kombinieren sollten.

In einer dritten Eintagesstudie des Forscherteams verzehrten 12 über- und 10 normalgewichtige Teilnehmer eine aromatisierte und gesüßte Gelatinespeise (20 Gramm Trockengewicht). Anschließend wurde ihnen drei Stunden lang alle 30 Minuten Blut abgenommen, um den Pegel verschiedener Hormone zu messen, die Hunger und Sattheit kontrollieren. Die Gelatine-Mahlzeit erhöhte sowohl den Insulin- als auch den GLP-1-Pegel (ein Hormon, das die Insulinausschüttung fördert und die Insulinvorräte der Bauchspeicheldrüse wieder auffüllt), was laut Ansicht der Forscher dazu beitragen könnte, die Sattheit zu maximieren und somit eine kalorienärmere Ernährung besser durchzuhalten.

Tierstudien zu Kollagen und Gewichtsregulierung

Meines Erachtens werden Wissenschaftler auch weiterhin erforschen, auf welche Weise Kollagen und Gelatineproteine eine nützliche Rolle bei der Gewichtsregulierung spielen können. Es wäre natürlich wunderbar, wenn Kollagen sich als eine Art Universalmittel entpuppen würde, aber auch wenn die Anzahl der durchgeführten Studien zunimmt, erscheint dies doch eher unwahrscheinlich. Warum Sie jedoch weiterhin ein gutes Gefühl bei Kollagenprotein als Hilfe zur Gewichtsregulierung haben können, zeigen Untersuchungen an Ratten.

Forscher wollten herausfinden, ob hydrolysiertes Kollagen eine Hilfe bei der Gewichtszunahme von Frauen nach den Wechseljahren sein könnte. Sie entfernten die Eileiter von weiblichen Ratten, um die niedrigen Östrogenwerte zu simulieren, die bei Frauen nach der Menopause auftreten, und überprüften dann die Wirkung von Kollagenprotein in zwei verschiedenen Konzentrationen, das in das Trinkwasser der Ratten gegeben wurde. Die höhere Kollagenproteinkonzentration von 2,5 mg/ml (das entspricht fünf Gramm auf zwei Liter Wasser) verlangsamte die Geschwindigkeit des Gewichtsanstiegs und die Vergrößerung der Fettzellen der Ratten signifikant. Die Forscher schlossen daraus, dass „Kollagen als Nahrungsergänzung sich positiv auf menopausal verursachtes Übergewicht auswirkt."

In der Zeit nach der Menopause, auch als Postmenopause bezeichnet, sammelt sich bei Frauen vermehrt Fett in der Bauchgegend. Unglücklicherweise passiert das auch Frauen, die sich stets gesund ernährt und ihr Idealgewicht gehalten haben. Vielen meiner Patientinnen geht es speziell darum, diese unwillkommene Figurveränderung anzugehen und ihren „Meno-Bauch" loszuwerden. Hinzu kommt, und das wissen die meisten von ihnen nicht, das erhöhte Risiko, das mit dieser Gewichtszunahme am Bauch einhergeht, an Prädiabetes und Herz-Kreislauf-Beschwerden zu erkranken.[1]

Einer der Faktoren, die zu einem größeren Bauchumfang oder „Bauchfett" beitragen, ist eine Ernährungsweise, die reich an raffinierten Kohlehydraten ist, speziell Zucker. Um die Wirkung von Glycin als Nahrungsergänzung bei zuckerreicher Ernährung zu prüfen, fügte in einer zweiten Studie ein Forschungsteam dem Trinkwasser männlicher Ratten 30 Prozent Zucker hinzu (die Extrakalorien durch den Zucker wurden durch eine jeweils äquivalente Reduzierung der Kalorien im Futter ausgeglichen). Nach vier Wochen wurde dem Zuckerwasser dann bei einer der Rattengruppen Glycin (in einprozentiger Konzentration) zugesetzt, während es bei der anderen Gruppe beim reinen Zuckerwasser blieb. Die Forscher stellten fest, dass die Zugabe von Glycin zum Zuckerwasser Bauchfett, Triglyzerid- und Insulinwerte erheblich senkte. Die Ergebnisse waren vergleichbar mit jenen, die man bei Ratten gemessen hatte, die immer nur reines Wasser getrunken hatten (ohne Zucker und ohne Glycin). Das deutet darauf hin, dass Kollagenprotein, das reich an Glycin ist, einen Schutz vor der Ansammlung von Bauchfett darstellen kann. Mit Kollagenprotein können Sie also möglicherweise das Beste aus beiden Welten haben!

Kollagen und erschlaffte Haut durch Gewichtsverlust

Wer in größerem Stil abnehmen will, möchte auch der schlaffen Haut vorbeugen, die dann dort herabhängt, wo das darunterliegende Fett weniger geworden ist. Leider kann die Haut nur bis zu einer gewissen Grenze und für einen begrenzten Zeitraum gedehnt werden, bevor sie einiges ihrer Elastizität verliert. Wie Sie bereits in Kapitel 4 erfahren haben, trägt Kollagenprotein dazu bei, die Haut elastischer zu machen, sodass sie dehnbarer wird und leichter wieder in ihre ursprüngliche Form zurückkehrt. Es wird vielleicht noch etwas dauern, bis eine Studie zur Wirkung von Kollagenprotein auf die Straffheit der Haut nach einem Gewichtsverlust vorliegt. Meine Empfehlung an alle, die abnehmen möchten oder müssen, lautet daher, langsam an Gewicht zu verlieren, eine eiweißreiche Kost zu wählen und aus den bereits zuvor erwähnten Gründen Knochenbrühe, Gelatine und Kollagenpeptide in die Ernährung zu integrieren. Als Bonus könnte das Kollagen ja vielleicht auch für eine Hautstraffung sorgen.

KAPITEL 9

Kollagen zur Blutzuckeroptimierung

Als ich vor zehn Jahren meine eigene Praxis eröffnete, brachten Patienten nur selten Blutwerte mit, bei denen der Glykohämoglobinwert ausgewiesen war, es sei denn, sie waren Diabetiker. Anhand des entsprechenden Blutmarkers, bekannt als HbA1c oder auch nur A1c, kann man zwei oder drei Monate zurückblickend den Blutzuckerspiegel einschätzen. Der Normalwert liegt bei 5,6 Prozent oder darunter, je näher an den 5 Prozent, desto besser. Heutzutage ist ein A1c-Test Routine bei Patienten, die übergewichtig oder älter sind, beziehungsweise einen höheren Nüchternblutzucker, Bluthochdruck, erhöhte Blutfettwerte, ein polyzystisches Ovarsyndrom, einen vergangenen Schwangerschaftsdiabetes oder eine Kombination all dieser Risikofaktoren haben. Weil bereits ein leicht erhöhter A1c-Wert signalisieren kann, dass Patienten auf Diabetes zusteuern, wenn sie ihre Lebensweise nicht signifikant ändern, empfehle ich jedem, von Zeit zu Zeit einen A1c-Check vorzunehmen.

„Prädiabetes ist Diabetes", lautet die Meinung von Dr. Leigh Perreault von der Anschutz Medical School der University of Colorado. Das mag übertrieben klingen, aber die Wahrheit ist, dass 70 Prozent der Menschen mit Prädiabetes, also mit einem Nüchternblutzucker zwischen 100 und 125, schlussendlich auch an Diabetes erkranken werden, sofern keine vorbeugenden Schritte eingeleitet werden. Die gute Nachricht ist, dass Menschen mit Prädiabetes, die ihren Blutzucker wieder in den normalen Bereich senken, nur ein halb so großes Risiko haben, einen Diabetes zu entwickeln.

Nach der Diagnose von Diabetes empfehlen Ernährungsberater ihren Patienten meist als erstes eine Reduzierung der Kohlenhydratmenge. Dadurch erreicht man in nahezu jedem Fall eine Senkung des erhöhten Blutzuckerspiegels und A1c-Werts. Es ist jedoch fraglich, ob die weltweite Verbreitung von Diabetes, die derzeit 425 Millionen Menschen betrifft – wobei diese Zahl Schätzungen zufolge bis zum Jahr 2035 auf 592 Millionen oder einen von zehn Erwachsenen ansteigen wird –, nur auf ein Übermaß an Kohlenhydraten in der Ernährung zurückgeführt werden kann. Ich bin mit einigen anderen Ernährungswissenschaftlern der Meinung, dass die Risikofaktoren, die zu Diabetes beitragen, zahlreich und komplex sind. Diese Ansicht, die auf zunehmendes Interesse stößt, führt Diabetes auf Probleme zurück, die sich unausweichlich entwickeln, wenn wir uns zu weit von der Ernährung und Lebensweise unserer Vorfahren entfernen. Verschärft werden diese Probleme durch Unmengen an endokrin wirksamen Chemikalien, elektromagnetische Felder und die Lichtverschmutzung unserer modernen Welt. All dies trägt womöglich zu schädlichen Veränderungen des Stoffwechselsystems bei, die schon vor der Geburt einsetzen können.

Leider ist es nicht immer möglich, all diese nachteiligen Veränderungen rückgängig zu machen. Doch jeder Schritt, den wir tun, stellt die Basis für den nächsten dar und gibt uns die Chance, trotz Insulinresistenz und Blutzuckerproblemen ein langes, gesundes und produktives Leben zu führen. Zusätzlich zur Reduzierung von Lebensmitteln mit hohem Kohlenhydratanteil kann es auch sinnvoll sein, die Proteinaufnahme in Maßen zu steigern. Im Vergleich zu Kohlenhydraten steigt der Blutzuckerspiegel bei der Verdauung von Eiweiß nur geringfügig oder gar nicht an. Protein stimuliert auch die Freisetzung der zwei wichtigsten Hormone, die den Blutzuckerspiegel regulieren: Insulin und Glukagon, das den Blutzucker anhebt. Kollagenprotein ist hier womöglich noch effektiver als andere Proteine.

Ich möchte hier ausdrücklich darauf hinweisen, dass das Ergänzen einer ausgewogenen Ernährung mit Kollagenprotein keine medizinische Behandlung für Diabetes darstellt. Die Behandlung von Krankheiten, und darunter fällt auch Diabetes, überschreitet den Rahmen dieses Buchs. Dennoch gibt es interessante Studien, bei denen sich Kollagenprotein und Gelatine als Teil des Ernährungsplans positiv auswirkten. Schon zu Beginn des 20. Jahrhunderts wies ein damals veröffentlichter medizinischer Artikel darauf hin, dass Gelatine sich für die Behandlung von Diabetes eigne. Diese Tatsache lässt sich mit unserem heutigen Wissen unter anderem durch den hohen Glycinanteil in Gelatine und Kollagenprotein erklären. Aber Kollagenprotein hat noch mehr zu bieten als nur die Wirkung von Glycin. Forscher haben untersucht, auf welche Weise hydrolysiertes Kollagenprotein die Blutzuckersteuerung verbessern und das Risiko von Gesundheitsproblemen verringern kann, die mit Prädiabetes und Diabetes einhergehen. Die veröffentlichten Studien stammen größtenteils aus Japan und China und verwendeten gezielt ausgewählte Arten von marinen Kollagenpeptiden. Es gibt zwar bislang nur wenige klinische Versuche, aber die Ergebnisse sind vielversprechend.

Bei einer Studie mit 100 chinesischen Patienten, die unter Typ-2-Diabetes litten, wurden die Teilnehmer willkürlich in zwei Gruppen aufgeteilt. Die eine Gruppe erhielt 13 Gramm marine Kollagenpeptide täglich, die zweite ein Placebo. Zur Halbzeit dieser auf drei Monate ausgelegten Studie fanden sich bei den Kollagenpeptid-Patienten signifikante Senkungen beim Nüchternblutzucker und dem HbA1c-Wert. Auch ihr Serumlipidprofil verbesserte sich, was sich anhand niedrigerer Werte bei Triglyzeriden und LDL-Cholesterin sowie höheren bei HDL-Cholesterin zeigte. Die Entzündungsmarker zeigten ebenfalls bessere Werte. Die Wirkung hielt den gesamten Testzeitraum an.

In einem zugehörigen Bericht, bei dem es erneut um die Wirkung von 13 Gramm marinen Kollagenpeptiden täglich ging, zeigte sich bei der gleichen Gruppe chinesischer Patienten ein positiver Rückgang bei den frei zirkulierenden Fettsäuren und den Markern für Stoffwechselfehlregulierungen und Entzündungen. Gleichzeitig stiegen die Pegel der Hormone an, die für einen gesunden Blutzuckerspiegel und Blutdruck sorgen. Die Forscher glauben, dass ihre Ergebnisse auf eine Schutzwirkung auf Kernrezeptorebene (dem „Steuerungszentrum" aller Zellen) hindeutet, die eventuell das Fortschreiten von Diabetes und Bluthochdruck verlangsamen könnte. Auch sind sie der Meinung, dass weitere Untersuchungen zur Entwicklung von Medikamenten gegen Diabetes führen könnten, die auf marinen Kollagenpeptiden basieren.

Forschungen an Zell- und Tiermodellen deuten auf eine andere Möglichkeit hin, wie marine Kollagenpeptide die Auswirkungen von Diabetes verringern können. Bei diesen Studien entdeckten Wissenschaftler, dass hydrolysiertes Kollagen wirkungsvoll die Dipeptidyl-Peptidase IV hemmt und somit eine ähnliche Wirkung entwickelt wie blutzuckersenkende Arzneimittel, die als DPP-4-Hemmer bekannt sind. DPP-4-Hemmer sind eine neue Art von Medikament für Patienten, die eine intensivere medizinische Behandlung benötigen. Zwar steht die Wirksamkeit dieser Mittel außer Frage, aber es gibt mittlerweile eine Warnung der US-amerikanischen Gesundheitsbehörde FDA, weil bei einigen Patienten im Einnahmezeitraum starke Gelenkschmerzen auftraten. Auch wenn wir also auf weitere klinische Versuche zu Kollagenprotein warten, lautet die gute Nachricht, dass sie womöglich Teil einer blutzuckersenkenden Ernährung sein könnten und gleichzeitig Gelenkschmerzen verringern. Somit stellen sie eine gute Alternative zu herkömmlich verschriebenen Arzneimitteln dar.

Warum Fleisch besser ist als sein Ruf

Protein in größeren Mengen ist hilfreich, aber ist Fleisch nicht etwas, das man eher meiden sollte?

In meiner Praxis überprüfe ich anhand einer Häufigkeitsliste, wie oft meine Patienten bestimmte Nahrungsmittel essen. Bei rotem Fleisch geben die meisten an, es seltener als dreimal pro Woche zu verzehren, viele essen es sogar gar nicht. Wenn ich sie nach den Gründen frage (obwohl ich die Antwort eigentlich schon kenne), bekomme ich meist zu hören: „Ich versuche rotes Fleisch zu meiden." Trifft das auch auf Sie zu?

Der Verzehr von rotem Fleisch gehört wahrscheinlich nicht zu dem, was sie unter einer gesunden Ernährung verstehen – es sei denn, sie haben sich für eine Paläo- oder kohlenhydratarme Ernährung entschieden. Epidemiologische Studien bringen rotes Fleisch mit nahezu jeder chronischen Erkrankung in Verbindung, die uns bekannt ist: Diabetes, Krebs, Herzerkrankungen und sogar einer geringeren Lebenserwartung. Hat es diesen Ruf wirklich verdient? Vielleicht ja, vielleicht aber auch nicht. Es kommt darauf an. Das mag jetzt so klingen, als wollte ich der Frage auszuweichen, aber die Wahrheit ist, dass wir kein Lebensmittel isoliert betrachten können. Und Ernährungsempfehlungen, die für jeden Menschen passen, gibt es sowieso nicht.

Es gibt berechtigte Gründe, warum rotes Fleisch in die Schlagzeilen geraten ist – zum Beispiel den, dass es häufig gegrillt oder mit Nitraten konserviert wird. Bei beiden Zubereitungsarten wird das Fleisch mit Karzinogenen durchtränkt. Rotes Fleisch enthält viel Eisen, was sich bei manchen Menschen schädlich im Körper ansammeln kann. Wer viel rotes Fleisch verzehrt, nimmt womöglich nicht ausreichend Pflanzenkost zu sich, um den hohen Fleischanteil auszugleichen. Außerdem ist rotes Fleisch reich an der essenziellen Aminosäure Methionin, die in zu hohen Mengen schädlich sein soll, speziell dann, wenn die sonstige Ernährung arm an Glycin ist. Wundern Sie sich nicht, wenn Sie das letzte Argument noch nie gehört haben – vielen Ernährungswissenschaftlern geht es nicht anders. Dabei ist dieser Punkt wichtig, denn er sagt uns, warum Kollagenprotein speziell für Fleischesser so wichtig ist.

Glycin – die „Superheldin" unter den Aminosäuren

Glycin, die kleine Aminosäure mit den großen Fähigkeiten, habe ich Ihnen bereits in Kapitel 3 vorgestellt. Studien belegen, dass die meisten Menschen zu geringe Mengen dieser bedingt essenziellen Aminosäure zu sich nehmen. Schlimmer ist allerdings, dass die Kombination aus zu wenig Glycin und einer hohen Menge an Methionin besonders schädlich ist.[1] Dies wurde zuerst in Versuchen an Nagetieren nachgewiesen. Ratten mit einer methioninreichen Ernährung lebten weniger lang als solche, deren Ernährung methioninarm war. Bei einem Folgeexperiment stellte man fest, dass sich die Lebenszeit verlängern ließ, wenn man die methioninreiche Ernährung um Glycin erweiterte. Die Tiere lebten nicht nur länger, sondern wiesen auch niedrigere Glukose- und Triglyzeridwerte auf. Hier zeigt sich die Weisheit traditioneller Ernährungsweisen, die ein ausgewogenes Verhältnis zwischen methioninreichem „Muskelfleisch" und glycinreichem „gelatinösem" Fleisch (solchem, das mit einem Knochen verbunden oder mit Haut überzogen ist) forderten. Kollagenprotein bietet eine mögliche Strategie, um länger zu leben und seine Kraft zu erhalten, denn hier müssen Sie nicht auf die Vorteile einer höheren Proteinmenge verzichten, die – im Rahmen einer Ernährung mit ausreichend hohen pflanzlichen Anteilen – Knochen- und Muskelschwund vorbeugen kann.

Was genau bedeuten diese Ergebnisse für die Blutzuckerregulierung und das Diabetesrisiko beim Menschen? In einer Studie mit knapp 28 000 Teilnehmern fand man heraus, dass der höchste Verzehr von rotem Fleisch einherging mit einem um 25 % höheren Risiko für Typ-2-Diabetes. Diese Korrelation war nicht mehr nachweisbar, wenn hohe Mengen an Glycin aufgenommen wurden. Ebenso regulierten sich dadurch niedrige Ferritin-Werte (eine Speicherform von Eisen) und die Fettsäurefreisetzung ins Gewebe.

Bei Menschen, die unter Typ-2-Diabetes, Prädiabetes und Übergewicht leiden, ist der Glycinspiegel im Blut meist niedrig, denn die Insulinresistenz, die diese Zustände begleitet, führt zu einem metabolischen Verlust von Glycin. Einige Forscher glauben, dass niedrige Glycinpegel bereits bis zu sieben Jahre, bevor die Diagnose gestellt wird, ein zuverlässiges Anzeichen für Diabetes sein können. Die niedrigen Glycinwerte verbessern sich durch Gewichtsverlust, regelmäßige Bewegung und einige Insulin-Sensitizer (oral wirksame Antidiabetika), was darauf hindeutet, dass die Menge an Glycin im Blut nicht allein von der aufgenommenen Nahrung abhängt.

Auch Prolin ist wichtig

Deuten diese Ergebnisse darauf hin, dass Kollagen und Gelatine sich allein aufgrund ihres hohen Glycingehalts als hilfreich bei der Blutzuckerregulierung entpuppen könnten? Bevor Sie nun losziehen und sich Glycin als Nahrungsergänzung zulegen, sollten Sie die Ergebnisse einer zweiten Studie kennen, bei der die gleichen Forscher die Wirkung von Prolin auf den Blutzucker untersuchten. Sie stellten fest, dass der Konsum der Aminosäure Prolin zusammen mit den gleichen 25 Gramm Glukose den Gesamtanstieg des Blutzuckers um nahezu ein Viertel senkte, im Vergleich zu dem Anstieg, wenn ausschließlich die Glukose aufgenommen wurde. Der Insulinausstoß blieb unverändert. Es ist also nicht alleine das Glycin, das die Leistung vollbringt! Das dynamische Duo aus Glycin und Prolin lässt sich dem Körper leicht über den Verzehr von Kollagenprotein zuführen, das zu 23 Prozent aus Prolin/Hydroxyprolin und 33 Prozent Glycin besteht.

Ebenfalls interessant an Glycin ist die Tatsache, dass es den Anstieg des Blutzuckerspiegels, der normalerweise nach einer kohlenhydratreichen Mahlzeit erfolgt, zu dämpfen scheint. Eine Studie mit neun gesunden Erwachsenen zeigte, dass beim Verzehr von etwa 4,5 Gramm Glycin zusammen mit 25 Gramm Glukose der Blutzucker im Vergleich zum alleinigen Verzehr der Glukose nur halb so stark anstieg. Außerdem sorgte das Glycin dafür, dass der Blutzucker schneller wieder einen Nüchternzustand erreichte. Beide Faktoren könnten mit der Zeit dazu beitragen, einen erhöhten HbA1c-Wert zu senken, was für Diabetiker definitiv ein Plus bedeutet!

Bei dieser Studie stieg die Insulinausschüttung nur leicht an, wenn Glycin und Glukose zusammen verzehrt wurden, sodass das bemerkenswerte Absinken des Blutzuckers nicht vollständig durch einen höheren Insulinspiegel erklärbar ist. Die Forscher stellten die Hypothese auf, dass die niedrigere Glukosereaktion teilweise der Tatsache geschuldet war, dass Glycin die Freisetzung eines Darmhormons anregt, das die Wirkung von Insulin verbessert. (Eine der wichtigsten Rollen von Insulin ist der Transport von Glukose aus dem Blutkreislauf in die verschiedenen Zellen unseres Körpers.) Interessant war auch, dass einzeln verzehrtes Glycin (ohne Glukose) einen Anstieg von Glukagon auslöste, dem Hormon, das hauptsächlich für eine Anhebung des Blutzuckers in Fastenzeiten verantwortlich ist. Auch wenn die Studie nur wenige Teilnehmer hatte, deutet sie doch darauf hin, dass Kollagenprotein, das reich an Glycin ist, den Blutzucker besser im Lot halten könnte. Starke Blutzuckerschwankungen zu vermeiden, ist etwas, wovon nicht nur Diabetiker profitieren können.

Niedriger Blutzucker und Kollagenprotein

Vielleicht haben Sie schon einmal die Symptome einer postprandialen Hypoglykämie erlebt, einer Unterzuckerung durch einen schnellen Abfall des Blutzuckerspiegels innerhalb von vier Stunden nach dem Essen. Falls ja, werden Sie wissen, wie unangenehm dieser Zustand sein kann, der Heißhunger, starke Müdigkeit, einen vernebelten Kopf, Stimmungsschwankungen und im schlimmsten Fall Übelkeit, Schwitzen, Zittern und Benommenheit mit sich bringt. Wenn es Sie mitten in der Nacht erwischt, wachen Sie womöglich schlagartig auf und haben dann Probleme, wieder in den Schlaf zu finden.

Wussten Sie, dass die Symptome eines niedrigen Blutzuckerspiegels bedeuten können, dass Ihr Körper sich auf dem Weg zur Insulinresistenz befindet? Eine Insulinresistenz tritt ein, wenn die Körperzellen aufhören, vollständig auf das Insulinsignal zu reagieren, das die Bauchspeicheldrüse aussendet. In der Folge instruiert Ihr Gehirn die Bauchspeicheldrüse, einfach „lauter zu rufen" und noch mehr Insulin auszuschütten. Der resultierende hohe Insulinspiegel könnte der Grund für einen plötzlichen Abfall des Blutzuckers sein. Wenn die Insulinresistenz unvermindert fortschreitet, besteht ein hohes Risiko, dass es zu einem Prädiabetes und am Ende zu Diabetes kommt. Viele Menschen, die unter Hypoglykämie leiden, sind keineswegs übergewichtig und kommen daher gar nicht auf die Idee, dass sie unter einer Insulinresistenz oder gar Diabetes leiden könnten.

Der menschliche Körper verfügt über ausgeklügelte Regulierungsmechanismen, die im Zusammenspiel dafür sorgen, den Blutzuckerwert in einem relativ engen Bereich zu halten. Insulin und Glukagon sind die Haupthormone, die diesen Prozess steuern und sie arbeiten genau entgegengesetzt: Insulin senkt den Blutzuckerwert, Glukagon hebt ihn an. Ihr Körper sorgt ständig für die Freisetzung beider Hormone aus der Bauchspeicheldrüse, und wenn das Zusammenspiel gut funktioniert, dann spüren Sie die fortlaufenden Anpassungen nicht einmal. Erst wenn sie sozusagen aus dem Takt geraten und das Insulin über das Glukagon die Oberhand gewinnt, kann das Problem eines niedrigen Blutzuckers aufkommen.

Viele Patienten, die unter niedrigem Blutzucker leiden, glauben einfach, das sei bei ihnen normal. Sie erzählen mir, sie äßen alle zwei bis drei Stunden etwas, um ihr „Hungerproblem" in den Griff zu bekommen. Zwar lindert ein Protein- oder Kohlenhydrat-Snack das Problem kurzfristig, aber mein Ziel besteht darin, einen plötzlichen Abfall des Blutzuckerspiegels gar nicht erst eintreten zu lassen. Es gibt mehrere Faktoren, die zu einer postprandialen Hypoglykämie beitragen, und wir arbeiten systematisch daran, Ernährungs-, Schlaf- und Stressprobleme auszuräumen. Manchmal stelle ich fest, dass diese Patienten im Grunde mangelernährt sind, und dann arbeite ich gemeinsam mit ihnen daran, für ausreichende Protein-, Fett-, Magnesium-, Zink- und Vitamin-B_6-Mengen zu sorgen und andere Mikronährstoffmängel zu beheben.

Vor Kurzem habe ich meinem Repertoire für Patienten mit Hypoglykämie einige neue Werkzeuge hinzugefügt: Kollagenprotein, Gelatine und Knochenbrühe. Werden diese regelmäßig konsumiert, kann sich dies aus mehrerlei Gründen als hilfreich erweisen. Zum einen zählen Glycin und Prolin zu den Aminosäuren, die je nach Bedarf des Körpers in

Glukose umgewandelt werden können. Zum zweiten hat sich in Zelluntersuchungen gezeigt, dass Glycin die Freisetzung von Glukagon aus der Bauchspeicheldrüse stimuliert, und zum dritten senken Glycin und Prolin hohe Glukosewerte bei Menschen, die sie zusammen mit Glukose einnehmen. Sinkt der Glukosespiegel rapide ab, spürt das Gehirn, dass es sich um eine potenziell lebensbedrohliche Situation handelt. Der Körper reagiert, indem er Adrenalin ausschüttet, was den Blutzuckerspiegel anhebt, aber auch zu Aufregung und Zittern führt.

Versuchen Sie einmal, jede ausgewogene Mahlzeit um Kollagenprotein, Gelatine oder Knochenbrühe zu ergänzen, und schauen Sie, welcher Art die Auswirkungen sind. Wenn Ihre Hoch- und Tiefpunkte nicht mehr so extrem sind, beginnen die Symptome zu verschwinden. Sie werden womöglich feststellen, dass Sie nicht mehr so häufig Kleinigkeiten zwischendurch essen müssen und der Koffeinnachschub am Nachmittag weniger wichtig ist als zuvor. Achten Sie zusätzlich darauf, auch andere mögliche Ursachen für eine Hypoglykämie anzugehen, weil Kollagenprotein die Arbeit nicht ganz allein übernehmen kann.

Unabhängig davon, ob Sie derzeit glauben, Probleme mit dem Blutzucker zu haben, wundern Sie sich nicht, wenn Sie durch die Aufnahme von Kollagenprotein in Ihren Speiseplan mehr Energie haben, klarer denken können und die Blutwerte bei Ihrer nächsten Untersuchung besser ausfallen.

KAPITEL 10

Aminosäuren und Kollagen

Kollagenprotein ist reich an drei speziellen Aminosäuren: Glycin, Prolin und Hydroxyprolin (das später zu Prolin wird), die mehr als die Hälfte des Kollagens ausmachen.

Die Rolle von Glycin

Beginnen wir mit Glycin. Diese Aminosäure übernimmt einige der wichtigsten Aufgaben im Körper, ist aber häufig in unserer Ernährung nicht ausreichend vorhanden, wie wir bereits in Kapitel 3 festgestellt haben.

Krebs

Der Zusammenhang zwischen Glycin und Krebs verdient erhöhte Aufmerksamkeit, insbesondere wenn man den Anstieg der Krebsrate und die geringen Mengen an Glycin in unserer heutigen Ernährung bedenkt. Die verfügbaren Studien deuten darauf hin, dass Kollagenprotein und Gelatine aufgrund ihres hohen Glycinanteils eine schützende Wirkung haben, woraus man allerdings nicht schließen kann, dass Kollagen sich als Heilmittel für Krebs eignet. Da es jedoch praktisch nicht schaden kann, täglich eine moderate Menge an Kollagen oder Gelatine zu verzehren, können Sie das gute Gefühl genießen, dass Sie womöglich gleichzeitig Ihr Krebsrisiko senken. Schauen wir uns einmal an, welche Rückschlüsse die Daten aus Tierstudien zulassen.

Wissenschaftler der University of North Carolina führten zwei getrennte Versuche durch, bei denen jeweils die Wirkung von Glycin auf künstlich herbeigeführte Melanome bei Mäusen gemessen wurde. Beim ersten Versuch wurde ein Viertel des Proteingehalts des Mäusefutters durch Glycin ersetzt. Nach zwei Wochen wurde das Tumorwachstum bei den Mäusen, die Glycin erhielten, mit dem jener Mäuse verglichen, die normales Futter erhielten. Das Glycin hemmte das Wachstum der Melanome um mehr als 50 Prozent und sorgte dafür, dass 70 Prozent weniger Blutgefäße diese Tumore versorgten.

Beim zweiten Experiment wurde untersucht, inwieweit sich die Ernährung auf das Wachstum von künstlich herbeigeführtem Leberkrebs auswirkte. Dabei erhielten die Tiere Nahrung, die im Vergleich zum Kontrollfutter 5 Prozent Glycin enthielt. Nach Ablauf eines Jahres zeigte sich bei den Mäusen, die das mit Glycin versetzte Futter erhielten, eine Reduzierung um 23 Prozent bei der Anzahl der kleinen Lebertumore und eine Reduzierung um 64 Prozent bei den mittelgroßen Tumoren.

Ein anderes Forscherteam aus Tokio und an der University of North Carolina entdeckte, dass Glycin die Bildung neuer Blutgefäße stört (auch als Angiogenese bezeichnet), die Krebszellen versorgen, und dadurch das Wachstum von Tumoren behindert. Sie sind der Ansicht, dass Glycin eingesetzt werden könnte, um Entzündungen zu verringern und auch als Vorbeugung vor Krebs und zur Behandlung. Chronische Entzündungen gelten als ein Faktor, der das Krebsrisiko steigern kann. Weitere Tierversuche haben bestätigt, dass Glycin sowohl ein entzündungshemmender Nährstoff ist, als auch das Immunsystem unterstützt.

Bislang gibt es nur eine Studie, die die Auswirkungen von Kollagenprotein auf Krebs untersucht hat. Chinesische Wissenschaftler fanden heraus, dass marine Kollagenpeptide bei Ratten sowohl das Leben verlängerten als auch das Auftreten spontaner maligner Tumore senkten. Bei diesem Experiment erhielten die Ratten Futter, dem verschiedene Mengen von Kollagenpeptiden hinzugefügt wurden (0 bis 9 Gewichtsprozent). Die Ratten wurden bis zu ihrem natürlichen Tod beobachtet. Es wurde kein krebsauslösendes Mittel eingesetzt. Die Kollagenpeptide zeigten eine Wirkung ab Nahrungsmittelkonzentrationen von 4,5 Prozent bei den männlichen Ratten und 9 Prozent bei den weiblichen Ratten. Bei der Nahrungsaufnahme und dem Körpergewicht gab es keinen Unterschied zwischen den Testratten und der Kontrollgruppe, die keine Kollagenpeptide erhielt. Das ist wichtig, denn die meisten Studien an Nagetieren, die die lebensverlängernde Wirkung einer getesteten Nahrungsergänzung überprüfen, machen keine Angaben zur Futtermenge, sodass unklar ist, ob die längere Lebensdauer womöglich aufgrund einer Kalorienreduzierung eintritt.

Könnte Kollagenprotein andererseits eine krebsfördernde Wirkung haben? Britische Wissenschaftler wiesen 2017 nach, dass eine glycin- und serinfreie Ernährung bei Mäusen das Wachstum von Lymphomen und Darmkrebs verlangsamen konnte. Diese Studie würde darauf hindeuten, dass für einige Menschen, bei denen Krebs diagnostiziert wurde, der Verzehr von glycinreichem Kollagen vielleicht nicht die beste Idee ist. Könnte hausgemachte Hühnerbrühe – eine Speise, die immer schon als stärkend und heilend angesehen wurde –, also tatsächlich schädlich für Krebspatienten sein? Das wollte ich genauer wissen und suchte nach weiteren Forschungsergebnissen zum Thema Glycin und Krebs. Ich fand heraus, dass laut zwei Studien, die an Krebszelllinien durchgeführt wurden, Glycin die Geschwindigkeit des Krebswachstums beschleunigte. Bei Patientinnen mit Brustkrebs wurde eine höhere Aktivität der Gene, die am Glycin-Stoffwechsel beteiligt sind, mit einer höheren Sterblichkeit in Verbindung gebracht.

Ich entdeckte eine detaillierte Erklärung von Joel Brind, Professor für Biologie und Endokrinologie am Baruch College und seit 1981 als Biochemiker in der medizinischen Forschung tätig. Seine Begründung ist zwar recht wissenschaftlich, erschien mir aber äußerst plausibel: „[Diese beiden Studien] liefern handfeste Beweise dafür, dass viele menschliche Krebsarten speziell Körper betreffen, und daher auch in ihnen ausbrechen, die chronisch mit Methionin überladen sind und einen Mangel an Glycin aufweisen. Sie unterstreichen daher die Notwendigkeit eines angemessenen Gleichgewichts zwischen Glycin und Methionin." Dr. Brind fügte allerdings auch hinzu, dass die Gabe von Glycin während einer Chemotherapie sich als kontraproduktiv erweisen könnte.

Seelische Gesundheit

Glycin spielt eine interessante Rolle bei der Stabilität unserer Stimmung und unserer gesamten psychischen Verfassung. Es arbeitet mit der essenziellen Aminosäure Methionin zusammen. Methionin ist ein grundlegender Nährstoff, der neben anderen wichtigen Funktionen den Neurotransmitter

Dopamin steuert. Grob vereinfacht kann man sagen, dass wir Dopamin im richtigen Maße methylieren müssen (durch Hinzufügen eines Kohlenstoffmoleküls), um ein Gleichgewicht zwischen mentaler Stabilität und mentaler Flexibilität zu erzielen. Findet zu wenig Methylierung statt, neigen wir dazu, an Gedanken „kleben" zu bleiben, findet zu viel statt, wird unser Handeln unvorhersehbar und sprunghaft.

Viele Faktoren bestimmen, in welchem Ausmaß die Methylierung stattfindet, und die Genetik spielt dabei die größte Rolle. Ernährungswissenschaftler neigen dazu, vor allem an Vitamine wie Folsäure und B_{12} zu denken, übersehen dabei aber häufig die Proteinmenge in unserer Ernährung, und hier besonders den Anteil an tierischem Eiweiß. Wenn wir eine Ernährung wählen, die vor allem auf methioninreichem tierischen Eiweiß basiert, riskieren wir eventuell einen unerwünschten Anstieg an Dopamin-Methylierung.

Hier erweist sich Glycin als hilfreich. Wenn wir Nahrung zu uns nehmen, die sowohl reich an Glycin als auch an Methionin ist (beispielsweise Huhn oder Fisch mit Haut und Fleisch, das am Knochen gekocht wurde), verhindert das Glycin die exzessive Methylierung des Dopamins – das ist genau das, was wir erreichen wollen. Diese ausgewogene Ernährungsweise hält unser Gehirn im Lot. Da tierisches Eiweiß wesentlich mehr Methionin enthält als pflanzliches Protein, nehmen strikte Vegetarier nur etwa ein Viertel der Menge an Methionin zu sich, sodass wesentlich weniger Material für eine Methylierung zur Verfügung steht. Aus diesem Grund besteht bei ihnen auch eher die Gefahr einer Unter- denn einer Übermethylierung. Andererseits wird bei Vegetariern auch der Glycinanteil in der Nahrung eher gering sein und sie weisen häufig nahezu die doppelte Menge eines Urinmarkers für Glycinmangel auf als Menschen, die

Fleisch essen. Doch auch bei Letzteren zeigt der Marker häufig einen Glycinmangel an, wahrscheinlich weil in der Regel Haut und Knochen des Fleischs nicht verwertet werden.

Im Idealfall sollte unsere Ernährung eine ausgewogene Mischung aus Methionin und Glycin enthalten, um unsere genetisch programmierten Mentalfunktionen zu optimieren. Da die Haut dreimal so viel und die Knochen sechsmal so viel Glycin enthalten wie das Fleisch, unterscheidet sich die Ernährungsempfehlung für eine optimale mentale Gesundheit nicht großartig von der für die körperliche Gesundheit: Essen Sie Haut und Knochen (oder daraus hergestellte Brühe) zusammen mit dem Fleisch oder ergänzen Sie Ihre Ernährung um Kollagenprotein.

Schlaf

Eine gute geistige Gesundheit hängt von einem komplexen Zusammenspiel aus körperlichen, seelischen und soziologischen Faktoren ab. Wir müssen gut essen, uns ausreichend bewegen, unseren Lebenssinn finden und ausdrücken, Dinge tun, die uns Freude bereiten, erfüllende Beziehungen führen und uns ausruhen, wenn wir erschöpft sind. Das sind Anforderungen, die nicht immer leicht zu erfüllen sind, und häufig bleibt zu wenig Zeit für Ruhe und Entspannung. Da viele Frauen zwischen 40 und 60 Jahren zu mir kommen, bin ich vertraut mit den chronischen Schlafstörungen, die auftreten können, wenn man eine Menge um die Ohren hat und sich zusätzlich hormonelle Veränderungen bemerkbar machen.

Wenn es um Schlafprobleme geht, beginne ich immer mit einem speziellen Stressabbau-Protokoll. Auch wenn es vielen

Menschen nicht bewusst ist, kann eine Diät das Wohlbefinden stark einschränken, insbesondere wenn dabei öfter einmal Mahlzeiten ausgelassen werden. Zu wenig Essen, zu viel Sport, zu wenige angenehme Aktivitäten sowie To-do-Listen, die kein Ende zu nehmen scheinen, tragen zusätzlich zur Belastung bei. Sitzt man dann noch lange Zeit vor dem Bildschirm oder Fernseher und verbringt zu wenig Zeit im Freien bei ausreichend Tageslicht, hat man das ideale „Rezept" für eine Störung des zirkadianen Rhythmus – der Körper kommt durcheinander und weiß nicht mehr, wann er wach sein und wann er schlafen soll.

Während wir an den Lebensgewohnheiten arbeiten, die zu schlechtem Schlaf beitragen können, fragen mich viele Patienten, was sie einnehmen können, um sich zu entspannen und um leichter einzuschlafen, ohne sich am nächsten Tag müde oder benommen zu fühlen. Es gibt zwar eine Reihe von Kräutern, die hilfreich sind, aber meine erste Empfehlung lautet meistens, es mit drei Gramm Glycin vor dem Zubettgehen zu versuchen. Diese Dosis wurde bei einer Gruppe von acht Frauen und drei Männern getestet, die unter chronischen Schlafstörungen litten. Bei diesem zwei aufeinander folgende Nächte andauernden Versuch zeigte sich, dass drei Gramm Glycin tatsächlich sowohl die Quantität als auch die Qualität des Schlafs verbesserten. Die Teilnehmer schliefen schneller ein und das Glycin veränderte den normalen Schlafaufbau nicht. Die Probanden berichteten auch von weniger Schläfrigkeit am Tag und erzielten bei Gedächtnistests bessere Ergebnisse. Bei einer anderen Untersuchung mit 19 weiblichen Teilnehmern bewirkten drei Gramm Glycin vor dem Schlafengehen, dass die Teilnehmerinnen sich am nächsten Tag weniger abgeschlagen fühlten.

Auf welche Weise hilft Glycin nun Menschen mit Schlafproblemen? Studien an Ratten haben zwei mögliche Mechanismen enthüllt. Der Erste ist, dass Glycin die Körperkerntemperatur leicht senkt, vergleichbar dem natürlichen Temperaturabfall nach dem Einschlafen. Glycin erhöht aber auch die Ausschüttung von Serotonin im präfrontalen Kortex des Gehirns. Serotonin ist der Neurotransmitter, der Glücksgefühle auslöst, und er ist gleichzeitig die Vorstufe von Melatonin, dem Schlafhormon. Wichtig zu wissen ist jedenfalls, dass die Einnahme von Glycin am Tag selbst bei Dosierungen von bis zu 9 Gramm bei Menschen keine Schläfrigkeit auslöst. Selbst bei einer Tagesdosis von 30 Gramm wurden keine Nebenwirkungen festgestellt. Mein Ratschlag lautet, mit ein bis drei Gramm Glycin etwa eine Stunde vor dem Zubettgehen zu beginnen. Die niedrigste Dosis dürfte häufig ausreichen, speziell wenn Sie am Tag Kollagenprotein zu sich nehmen, das reich an Glycin ist.

Wenn die alleinige Gabe von Glycin einem Patienten nicht hilft, schlage ich vor, ein Gramm Taurin und 300 Milligramm Magnesium zu ergänzen. Diese Kombination führt häufig bereits innerhalb einer Woche zu verbessertem Schlaf, selbst bei Betroffenen, die unter chronischen Schlafstörungen leiden.

Würden Kollagenprotein und Gelatine ebenso gut funktionieren? Laut der traditionellen chinesischen Medizin (TCM) sollte man bei Schlafstörungen aus Eselshaut gewonnene Gelatine einnehmen. Heutzutage berichten einige ganzheitlich praktizierende Ärzte, dass hydrolysiertes Kollagen guten Schlaf fördert, und sie empfehlen Kombinationen aus Kollagen und anderen Nahrungsergänzungen wie der Aminosäure Tryptophan, einer Vorstufe von Serotonin, und dem indischen Gewürz Kurkuma, das entzündungshemmend wirkt. Bislang gibt es keine veröffentlichten Studien zur Wirkung von Kollagenprotein oder Gelatine auf den Schlaf. Wenn Sie ausprobieren möchten, ob Kollagenprotein Ihnen zu besserem Schlaf verhelfen kann, dann versuchen Sie es mit Gelatine oder einem Produkt, das mithilfe von Enzymen hydrolysiert wurde (ohne Einsatz von Säuren, was bei den meisten Produkten guter Qualität der Fall ist), damit sie nicht größere Mengen an Glutaminsäure zu sich nehmen, die als Gehirnstimulanz dienen kann.

Entgiftung

Entgiftung und der Erhalt eines guten Pegels an Antioxidanzien sind die wichtigsten Strategien bei der Verbesserung der Gesamtgesundheit. Glutathion, das aus Glycin, Cystein und Glutaminsäure besteht, spielt hier eine entscheidende Rolle – und Kollagen wiederum ist entscheidend an der Produktion von Glutathion im Körper beteiligt. Sollten Sie noch nie von Glutathion gehört haben, dann machen Sie sich bereit, etwas über eines der heißesten Themen im Bereich der funktionellen Medizin zu erfahren.

Wenn Sie das Wort Antioxidans hören, kommen Ihnen dann gleich bunte Obst- und Gemüsesorten in den Sinn? Vielleicht denken Sie auch an sogenannte „Superfoods" wie Granatäpfel, Gojibeeren, grünen Tee, Grünkohl, Knoblauch, Rosmarin und Kurkuma, die Sie bereits in Ihren Speiseplan eingebaut haben. Gar nicht schlecht! Aber wussten Sie auch, dass eines der wirkungsvollsten Antioxidanzien überhaupt von unserem eigenen Körper hergestellt wird?

Dieses Antioxidans ist Glutathion, und es ist so lebensnotwendig, dass es in nahezu jeder Zelle des Körpers zu finden ist, und in besonders hoher Konzentration im Steuerungszentrum unseres Stoffwechsels, der Leber. Die Aufgabe von

Glutathion besteht darin, schädliche Moleküle zu vernichten, die als reaktive Sauerstoffspezies bezeichnet werden, sowie andere „Bösewichte", etwa freie Radikale, Umweltgifte und viele Medikamente. Tatsächlich hängen die schädlichen Auswirkungen höherer Dosen bestimmter Arzneimittel wie Paracetamol damit zusammen, dass sie den Glutathionspiegel erheblich senken. Glutathion „reaktiviert" auch andere Antioxidanzien, einschließlich der Vitamine C und E, nachdem sie oxidiert wurden.

Sobald Glutathion seine Säuberungsarbeit erledigt hat, wird es „recycelt" beziehungsweise aus seinem oxidierten Zustand wieder in einen aktiven versetzt. Es gibt jedoch viele Dinge, die das optimale Recycling von Glutathion stören können. Einige davon können wir steuern, andere wiederum nicht. So sorgt allein das Älterwerden dafür, dass unsere Fähigkeit, Glutathion zu bilden und wiederzuverwerten, abnimmt. Leider treten irreversible Schäden ein, wenn unsere Zellen zu wenig Glutathion bekommen, weil oxidativer Stress entsteht, durch den unser Körper – teilweise durch beschleunigte DNA-Schäden – schneller altert und krankheitsanfälliger wird. Die gute Nachricht lautet, dass wir viel tun können, um eine optimale Glutathionproduktion zu unterstützen.

Ihre Ernährung spielt eine große Rolle dabei, wie gut Sie Glutathion erzeugen, recyceln und nutzen können. Wichtig ist vor allem eine ausreichende Menge an Obst und Gemüse – hier speziell Beeren- und Kohlsorten – sowie genügend Selen, Magnesium, Folsäure und andere B-Vitamine. Obst und Gemüse sind zwar wichtig, aber eben nur ein Anfang. Wenn Sie nun schon so eine Ahnung haben, dass Kollagenprotein hilfreich sein könnte, dann liegen Sie nicht falsch damit. Zum besseren Verständnis, warum dies so ist, werfen wir einmal einen genaueren Blick auf Glutathion.

Glutathion ist ein Tripeptid oder eine kurze Kette aus drei verbundenen Aminosäuren. Die Aminosäuren, aus denen Glutathion besteht, sind Cystein, Glutaminsäure und Glycin. Wenn die Nachfrage des Körpers nach Glutathion steigt, dann kann man diese Nachfrage am besten dadurch befriedigen, dass man dem Körper mehr von den Aminosäuren zuführt, aus denen Glutathion besteht. So wurden Patienten mit durch Glutathionmangel verursachter Lebertoxizität (insbesondere bei einer Überdosierung von Paracetamol) jahrzehntelang mit Acetylcystein behandelt, einer stabileren Form von gereinigtem Cystein. Acetylcystein ist auch zu einem beliebten Ergänzungsmittel zur Förderung der Lebergesundheit avanciert, allerdings in wesentlich geringeren Dosen.

Ein stabiler Glutathionspiegel dank Kollagen

Wie nun passt Kollagenprotein ins Bild? Kollagenprotein und Gelatine zählen zu den besten Glycinquellen. Die Synthese von Glutathion beginnt mit Cystein und erfordert Glycin (sowie Magnesium und Energie), um abgeschlossen zu werden. Glycin und Cystein müssen dem Körper jederzeit zur Verfügung stehen, damit er ausreichende Mengen an Glutathion erzeugen kann. Glutamat ist selten ein Problem, von bestimmten Krankheitsstadien oder einer generell eiweißarmen Ernährung einmal abgesehen. Eine Mahlzeit, die reich an magerem tierischen Eiweiß ist, führt dem Körper nicht ausreichend Glycin zu, vor allem wenn kein entsprechender Ausgleich durch Protein auf Kollagenbasis gegeben ist. Das ist also ein klares Argument gegen einige der äußerst beliebten proteinreichen Ernährungsformen!

Wenn wir die 60 überschritten haben, kann der Glutathionspiegel auf die Hälfte dessen fallen, was unser Körper im

Alter von 30 Jahren produziert. Gleichzeitig haben Wissenschaftler herausgefunden, dass der Glycinspiegel im gleichen Maße sinkt und der Cysteinspiegel um ein Viertel. Forscher vom Baylor College of Medicine fragten sich, ob man die altersbedingt geringere Menge an Glutathion „auffüllen" könne. Sie gaben acht Probanden im Alter zwischen 60 und 75 Jahren zwei Wochen lang die Aminosäuren Glycin und Cystein in Dosierungen, die 0,1 Gramm pro Kilo Körpergewicht entsprachen. (Bei einer Person mit rund 75 Kilogramm Körpergewicht wäre dies die Menge an Glycin, die in 28 Gramm oder fünf schwach gehäuften Esslöffeln Kollagenprotein enthalten ist.)

Erstaunlicherweise verdoppelte sich der Glutathionspiegel im Blut in nur zwei Wochen und erreichte nahezu den Wert, der bei jüngeren Menschen gemessen wird! Auch die Marker für Schäden durch oxidativen Stress sanken signifikant und entsprachen den Werten einer jüngeren Altersgruppe. Die Forscher schlossen daraus, dass der deutliche Rückgang an Glutathion, der mit dem Alter eintritt, durch die ergänzende Gabe von Glycin und Cystein korrigiert werden kann. Sie erinnern sich: Bei vielen Menschen kommt es aufgrund ihrer Ernährung zu einem geschätzten Mangel von 8,5 bis 10 Gramm Glycin täglich. Es ist also nicht weiter erstaunlich, dass 7,5 Gramm Glycin pro Tag sich für ältere Menschen als sehr hilfreich erweisen.

Wie können Sie unabhängig von Ihrem Alter diese Erkenntnisse für sich nutzen? 28 Gramm sind eine großzügige Menge an Kollagenprotein für einen Tag, die ich aus Gründen, auf die ich in Kapitel 12 näher eingehen werde, nicht uneingeschränkt empfehle. Sie sollten in Betracht ziehen, eventuell zusätzlich reines Glycin zu nehmen. Und auch wenn ich keine genauen Verzehrmengen nennen kann, haben sich

3 Gramm Glycin am Tag bereits als äußerst wirksam erwiesen bei der Förderung von erholsamem Schlaf und zur Linderung von Ängsten.

Zusätzlich sollten Sie auch auf den anderen Teil der Glutathion-Gleichung achten, die Aminosäure Cystein. Eine der besten Nahrungsquellen für Cystein ist unerhitztes Molkenprotein, wie man es in nicht pasteurisierter sogenannter Rohmilch findet. Mittlerweile steht Molkeneiweiß auch in Pulverform zur Verfügung. Achten Sie bei der Auswahl von Molkenprotein darauf, dass es bei niedrigen Temperaturen verarbeitet wurde und es sich nicht um ein isoliertes Molkenprotein handelt, das meist leichter verfügbar und preiswerter ist. Am besten mixen Sie Ihr Molkegetränk in einem Shaker und geben es, wenn überhaupt, nur kurz in den Mixer, weil das enthaltene Cystein sonst einen Teil seiner Bioaktivität verliert.

Andere gesundheitsförderliche Aspekte

Die Liste ist recht lang, daher werde ich hier nur einige wenige erwähnen. Glycin wird benötigt, um den Häm-Anteil des Hämoglobins herzustellen (das sauerstofftransportierende Protein in den roten Blutkörperchen), und für die Produktion von Galle, die das Fett in unserer Nahrung aufspaltet. Es ist auch erforderlich für die Steuerung der Zelltore, die die Bewegung der Elektrolyte in unserem Körper regeln. Weitere Informationen über die unterstützende Wirkung von Glycin bei Gewichtsverlust finden Sie in Kapitel 8. Welche Bedeutung es für den Blutzucker und in der Schwangerschaft hat, zeigen die Kapitel 9 beziehungsweise 11.

Die Rolle von Prolin

In Kapitel 3 haben Sie bereits erfahren, dass der Körper mithilfe von Prolin neue Proteine synthetisiert – und dass er davon tatsächlich mehr benötigt als von jeder anderen Aminosäure. Prolin ist auch die Vorstufe der Aminosäure Arginin, die Stickoxid produziert, damit das Blut besser durch unsere Blutgefäße fließen kann. Arginin ist auch wichtig für die männliche Fortpflanzungsfähigkeit, insbesondere in Hinblick auf die Anzahl und Beweglichkeit der Spermien. Gut zu wissen also, dass Kollagenprotein zu neun Prozent aus Arginin besteht!

Bei einer Ernährung, die ausreichend Protein liefert, ist in der Regel auch die Prolin-Versorgung gesichert, da es sich in allen Nahrungsmitteln findet, die Eiweiß enthalten. Milchprodukte und Kollagenprotein zählen zu den besten Quellen. Weil Prolin in sehr vielen Lebensmitteln vorkommt, wird es als relativ unwahrscheinlich angesehen, dass es zu einem Prolin-Mangel kommt. Prolin wirkt zudem an all den Orten, an denen auch Glycin aktiv ist: Es unterstützt die Bildung von Kollagen, die Erneuerung von Knorpel, die Bildung von Bindegewebe, die Heilung von Hautschäden und Wunden sowie die Reparatur von Darmschleimhaut und Gelenken.

In den ersten Phasen der Wundheilung liegt die Prolin-Menge in einer Wunde um mindestens 50 Prozent höher als im Blut, was darauf hindeutet, dass Prolin aktiv in heilende Wunden transportiert wird. Prolin und Hydroxyprolin arbeiten gemeinsam an der Stabilisierung der Kollagen-Tripelhelix, wenn neues Kollagen in der Wunde angelegt wird. Ratten, die prolinreich ernährt wurden, zeigten keinerlei Veränderungen bei der Heilungsgeschwindigkeit oder der Stärke der Wundschicht, wohingegen Studien sowohl an

Menschen als auch an Ratten zeigen konnten, dass Arginin als Nahrungsergänzung die Kollagenablagerung erhöht und sich positiv auf die Wundheilung auswirkt. Prolin scheint eine immunmodulierende, entzündungshemmende und blutzuckerregulierende Wirkung zu haben. Weitere Informationen zu letzterem Aspekt finden Sie in Kapitel 9.

KAPITEL 11

Kollagen – geeignet für jede Lebensphase

Nun wissen Sie schon, inwieweit Haut, Knochen, Gelenke, Verdauungstrakt, Blutzucker und Herz von einer kollagenreichen Ernährung profitieren können und welche Vorzüge der tägliche Verzehr von Kollagenprotein mit sich bringt, um die Anzeichen des Alterns zu bekämpfen. Dennoch ist Kollagenprotein nicht nur für Erwachsene wichtig!

In diesem Kapitel werde ich erklären, warum eine kollagenreiche Ernährung bereits vor der Geburt förderlich ist, ebenso wie in der Kindheit und ganz allgemein ein Leben lang. Kollagenprotein ist besonders wertvoll in Zeiten von Wachstum und Entwicklung, und nicht nur dann, wenn Reparatur und Regeneration anstehen. Beginnen wir damit, wie Kollagenprotein älteren Menschen nutzen kann, bevor wir uns mit der Wichtigkeit von Kollagenprotein in allen Lebensstadien beschäftigen.

Wenn Sie über 55 sind

Kollagen ist nicht nur nutzbringend für Haut, Knochen und Gelenke, sondern kann zusammen mit Glycin und Cystein auch das antioxidative Potenzial von Glutathion stärken, das bei älteren Menschen oft niedrig ist. Innerhalb von nur zwei Wochen verdoppelte sich bei den Probanden die Glutathionmenge im Körper und erreichte das Niveau weitaus jüngerer Menschen. Das sind interessante Neuigkeiten, denn es gibt einen starken Zusammenhang zwischen hohem oxidativem Stress und altersbedingten Leiden wie nachlassenden kognitiven Fähigkeiten, Autoimmunerkrankungen, verstärkten DNA-Schäden, Diabetes und Sehstörungen. Eine Kombination aus Molkenprotein und Kollagenprotein kann eine großartige Quelle für diese schwer erhältlichen Aminosäuren sein.

Kollagen könnte also in der Lage sein, den altersbedingten Abbau kognitiver Fähigkeiten zu verlangsamen. Auch wenn es noch keine Humanstudien gibt, haben marine Kollagenpeptide die Lern- und Gedächtnisleistung bei älteren weiblichen Mäusen gefördert. Chinesische Wissenschaftler entdeckten, dass diese Mäuse mithilfe von Kollagenpeptiden bei Tests zu räumlichem Lernen und Gedächtnisleistungen genauso gut abschnitten wie junge Tiere. Auch wenn wir uns natürlich von den Mäusen unterscheiden (obwohl wir zu 90 Prozent den gleichen genetischen Code besitzen), wurden weibliche Mäuse ausgewählt, weil Alzheimer zwei bis drei Mal häufiger bei Frauen über 65 auftritt als bei Männern. Die Wissenschaftler schrieben die gute Leistung der älteren Mäuse der verbesserten Aktivität von Antioxidanzien zu sowie der Expression von gehirnschützenden Proteinen, die man bei Kollagenpeptiden beobachtet hat. Die Menge an marinem Kollagen, die zum besten Ergebnis führte, waren

0,44 Gewichtsprozent des Mäusefutters. Wenn man davon ausgeht, dass eine durchschnittliche Frau am Tag zwischen 2 und 2,5 Kilo Nahrung zu sich nimmt und 20 Prozent davon Wasser sind (bei rund 2000 Kalorien pro Tag), läge die tägliche Dosis für Menschen bei 7 bis 8 Gramm marinen Kollagenpeptiden.

Kollagenprotein von Anfang an

Kollagenprotein ist nicht nur eine sinnvolle Ergänzung im Alter, sondern ebenso wichtig – oder vielleicht sogar noch wichtiger – während eines anderen Lebensstadiums: der fötalen Entwicklung. Bitte lesen Sie auch dann weiter, wenn Sie selbst schon über das gebärfähige Alter hinaus sind, denn Sie können diese hilfreichen Informationen möglicherweise an werdende Eltern weitergeben.

Viele Frauen, die zu mir kommen, leiden unter Hormonproblemen, Unfruchtbarkeit oder einer Schwangerschaft, die durch Übergewicht oder eine mangelhafte Blutzuckerregulierung verkompliziert wird. Frauen, die problemlos schwanger werden und ein Kind austragen, sehe ich hingegen seltener. Das ist eigentlich schade, weil alle Frauen vor, während und nach einer Schwangerschaft davon profitieren, wenn eine Ernährungsberaterin einen genaueren Blick auf ihren Speiseplan wirft.

Unglücklicherweise gibt es bei vielen Frauen Lücken in der pränatalen Ernährung, obwohl sie den allgemeinen Ernährungsempfehlungen folgen und eine gute Geburtsbegleitung haben. Können diese Mängel bei den Frauen oder Babys zu Problemen führen? Auf Grundlage der steigenden Zahl von Forschungen zum Thema Fortpflanzung und Ernährung scheint es hier durchaus ein Potenzial zu geben. Es kommt nicht selten vor, dass Frauen vor, während oder nach einer Schwangerschaft von manchen Vitaminen und Mineralstoffen zu wenig zu sich nehmen beziehungsweise der Spiegel im Körper zu niedrig ist. Eine Mangelernährung bei Müttern ist in den Industriestaaten womöglich weiter verbreitet als medizinische Kreise dies wahrhaben wollen. Zu geringe Mengen an Vitamin A, Vitamin D, Vitamin B_6, Biotin, Cholin, Zink, Eisen, Jod, Glycin beziehungsweise Omega-3-Fettsäuren sind nicht selten. Auch wenn dies keine angeborenen Fehlbildungen zur Folge haben muss, kann ein Mangel an einem oder mehreren Nährstoffen sich negativ auf das Kind auswirken und möglicherweise körperliche oder mentale Gesundheitsprobleme nach sich ziehen, die angeboren sind oder sich im Laufe des Lebens entwickeln. Dies ist immer noch eine umstrittene Theorie, aber je weiter die Forschungen zu den Entwicklungsursachen für Krankheiten im Bereich der Epigenetik (wie die Umwelt unsere Gene beeinflusst) gehen werden, desto stärker werden sich meiner Meinung nach Zusammenhänge zwischen Mangelernährung und bestimmten Krankheiten zeigen.

Mir liegt es besonders am Herzen, dass alle Frauen während der kritischen Lebensphasen von Schwangerschaft und Stillzeit ausreichend mit Nährstoffen versorgt sind. Eine der Empfehlungen, die meine schwangeren Patientinnen am häufigsten zu hören bekommen, lautet daher, mehr Kollagenprotein zu sich zu nehmen. Meist erstaunt es sie, dass Bio-Huhn inklusive der Haut, Gelatinegerichte und Suppen auf der Basis von Knochenbrühe wichtige Bestandteile der täglichen pränatalen Ernährung sind. Und bislang habe ich noch keine werdende Mutter getroffen, die diese Empfehlungen bereits vor der Schwangerschaft befolgt hätte.

Einer der Hauptgründe, warum Kollagenprotein während der Schwangerschaft so wichtig zu sein scheint, ist erneut die kleine Aminosäure Glycin. Laut Ernährungswissenschaftlern kann „ein Mangel an Glycin in Situationen wie Schwangerschaften schwerwiegend sein." Was könnte „schwerwiegend" für eine schwangere Frau und ihr Baby bedeuten? Während der Schwangerschaft besteht ein erhöhter Bedarf an Glycin aufgrund der stärkeren Kollagen- und Elastinsynthese, die in der wachsenden Gebärmutter und der sich dehnenden Haut stattfindet. Darunter kann die Proteinsynthese beim wachsenden Fötus leiden. Ist Glycin nicht in ausreichender Menge vorhanden, kann das fötale Wachstum eingeschränkt sein, wenngleich in einem bislang unbekannten Ausmaß. Bei Studien an schwangeren Ratten fand man heraus, dass die Gabe von Glycin Bluthochdruck und Blutgefäßerkrankungen, die durch eine proteinarme Ernährung ausgelöst worden waren, umkehren konnte. Diese Ergebnisse deuten darauf hin, dass Glycin als Nahrungsergänzung eine wichtige (und laut den Autoren zentrale) Rolle bei den Anpassungen spielt, die während einer Schwangerschaft erfolgen, um einen gesunden Blutkreislauf der Mutter zu garantieren.

Wie Sie aus Kapitel 3 wissen, halten einige Wissenschaftler Glycin für eine der bedingt essenziellen Aminosäuren, da der menschliche Körper nicht mehr Glycin herstellen kann als die Menge, die für das reine Überleben erforderlich ist. Ausreichende Mengen an Glycin über die Nahrung zu sich zu nehmen, hat jedoch viele gesundheitliche Vorteile und 10 Gramm pro Tag scheinen optimal zu sein. Während also 10 Gramm für einen gesunden Erwachsenen ausreichend zu sein scheinen, ist es nahezu sicher, dass eine geringfügig höhere Menge (von etwa 15 Gramm) sich positiv während der

Schwangerschaft auswirkt, insbesondere im zweiten und dritten Trimenon, wenn der Fötus am schnellsten wächst.

Damit wir die Rolle von Glycin besser verstehen können, müssen wir sie im Kontext unserer gesamten Ernährung betrachten. Es wird allgemein empfohlen, dass Frauen in den letzten beiden Dritteln der Schwangerschaft 25 Gramm Eiweiß pro Tag zusätzlich zu sich nehmen sollten oder insgesamt 71 Gramm täglich. Dieser Wert sollte auch nicht überschritten werden. Eine hoch eiweißreiche Ernährung, bei der mehr als 20 Prozent der Kalorien aus Protein stammen, kann das fötale Wachstum hemmen, wie eine Zusammenfassung von Forschungsarbeiten aus dem Jahr 2013 herausfand.[1] Ein Übermaß der Aminosäure Methionin im Verhältnis zur Glycinmenge ist ebenfalls nicht optimal, denn dadurch steigt nicht nur der Glycinbedarf, sondern es kann auch langfristig zu ungünstigen Auswirkungen auf die Physiologie des Kindes kommen.

Wie kann es zu einem Übermaß an Methionin kommen? Der Grund ist eine proteinreiche Ernährung, die häufig als gesund angesehen wird, und hier speziell Ernährungsformen, bei denen vorwiegend mageres Muskelprotein wie Hähnchenbrust ohne Haut und Knochen und anderes mageres Fleisch verzehrt wird. Ob es nun also um die Gesamtmenge an zugeführtem Protein geht oder um das Verhältnis zwischen Methionin und Glycin – es ist wichtig, sicherzustellen, dass die Proteinquellen ausgeglichen sind und weder zu viel noch zu wenig Eiweiß verzehrt wird. Ernährungsspezialisten bezeichnen dies häufig nach dem gleichnamigen Märchen als das „Goldlöckchen"-Prinzip oder als goldenes Mittelmaß, und man kann es auf nahezu alle Nährstoffe, Nahrungsergänzungen und Nahrungsmittel anwenden, die wir zu uns nehmen.

Natürlich stellt Kollagenprotein, obwohl es eine hervorragende Quelle für Glycin und andere Aminosäuren ist, nur einen Bestandteil eines nahrhaften Speiseplans dar! Wenn man mich fragt, wie die perfekte Mahlzeit für eine schwangere Frau aussieht, lautet meine Antwort: Hausgemachte Suppe auf Basis einer kollagenreichen Knochenbrühe; 30 bis 60 Gramm Fleisch, Geflügel oder unbedenkliche Meerestiere; 30 Gramm weich gekochtes Sehnenfleisch wie im traditionellen vietnamesischen Gericht *Pho*; jede Menge frisches grünes Blattgemüse; eine kleine Kartoffel oder Süßkartoffel; eine halbe Tasse Hülsenfrüchte; ein ganzes Ei oder besser noch zwei Eigelbe; einige jodreiche Algen und eine Handvoll Koriander oder andere grüne Kräuter. Als Beilage eignen sich fermentierte Gemüse wie Sauerkraut. Begleitet würde das Ganze von einer guten Kalziumquelle wie Käse oder Joghurt aus Weidemilch und frischem Obst als Dessert, garniert mit ein wenig Sonnenschein für den Vitamin-D-

Erholung nach der Geburt

Dehnungsstreifen entstehen, wenn die Kollagen- und Elastinfasern in der Haut brechen, weil der Bauch einer Schwangeren schneller wächst als die Haut mithalten kann. Kollagenprotein erhöht nachweislich die Elastizität der Haut und kann so vielleicht das Auftreten dieser unangenehmen Streifen verhindern. Mediziner haben noch keinen sicheren Weg gefunden, um Dehnungsstreifen zu vermeiden; es gibt nur die Empfehlung, eine übermäßige Gewichtszunahme während der Schwangerschaft zu vermeiden. Kollagenprotein im Rahmen einer nahrhaften Kost könnte die beste Chance darstellen, der Entstehung von Schwangerschaftsstreifen vorzubeugen.

Haushalt als Sahnehäubchen. Und wenn ich so darüber nachdenke, dann ist das eigentlich die perfekte Mahlzeit für jeden!

Elastin: Das „andere" Bindegewebsprotein

Elastin ist das „Elastizitätsprotein" des Körpers und bildet gemeinsam mit Kollagen unser gesamtes Bindegewebe. Elastin enthält etwa 30 Prozent Glycin und 15 Prozent Prolin. Genau wie Kollagen besteht Elastin aus Aminosäureketten, die durch Querverbindungen vernetzt sind. Es weist allerdings nicht die Tripelhelix-Struktur von Kollagen auf. Elastin ist tausend Mal so flexibel wie Kollagen, aber nicht so stark. Aufgrund seiner erstaunlichen Fähigkeit, sich zu dehnen und wieder zusammenzuziehen, ist Elastin unentbehrlich für alle Teile des Körpers, die sich bewegen und biegen, denn es ermöglicht ihnen, in ihre ursprüngliche Position „zurückzuspringen". Elastin kommt seltener im Körper vor als Kollagen und findet sich vor allem in Lunge, Haut und Bändern sowie den Arterien, die vom Herzen kommen – das ist äußerst sinnvoll, wenn wir an die Expansion und Kontraktion denken, die einen tiefen Atemzug begleitet, ebenso wie an die Sprungkraft unserer Haut, die Dehnbarkeit unserer Bänder bei Bewegungen und die Belastbarkeit der Blutgefäße, die den Druck des aus dem Herzen gepumpten Bluts auffangen müssen.

Sie können sich einen Eindruck von dem Elastin in Ihrer Haut verschaffen, indem Sie sich kneifen und beobachten, wie schnell die Haut wieder in den Ursprungszustand zurückkehrt. Überall dort, wo es aus einem Mangel an Elastin zu Vernarbungen gekommen ist, ist die Haut eben nicht mehr elastisch. Nach der frühen Kindheit synthetisiert der menschliche Körper nur noch wenig neue Elastinproteine, weshalb Narbengewebe vorwiegend aus dem weniger flexiblen Kollagenprotein besteht. Wissenschaftler suchen nach Wegen, wie man Elastinprotein nach Brandverletzungen direkt auf die Haut bringen kann, um herauszufinden, ob sich die normale Flexibilität der Haut möglicherweise wiederherstellen lässt.

Bei Erwachsenen wird das bestehende Elastin nur zu ein bis zwei Prozent pro Jahr durch neu synthetisiertes ersetzt, was Elastin zu einem der langlebigsten Proteine in unserem Körper macht. (Das Kollagen in Knorpelgewebe wird ebenfalls nur sehr langsam ersetzt, mit einer Halbwertzeit von 120 Jahren, wohingegen die Halbwertzeit von Kollagen in der Haut von Erwachsenen rund 15 Jahre beträgt.) Da das Ersetzen von Elastin so langsam vor sich geht, bleibt bei schwereren Verletzungen an elastinreichem Gewebe, etwa bei einem tiefen Schnitt in die Haut, häufig ein permanenter Schaden zurück.

Während der menschlichen Entwicklungsphasen ist die Elastinsynthese jedoch alles andere als langsam. In der Schwangerschaft erfordern das gleichzeitige rapide Wachstum des Fötus und die Vergrößerung der Gebärmutter, dass Elastin schneller hergestellt wird als in jeder anderen Phase des Lebens. Diese beschleunigte Produktion erfordert auch eine größere Menge an den Stoffen, aus denen es hergestellt wird, vor allem Glycin. Um das ungeborene Kind gut zu versorgen, nutzt die Plazenta einerseits Glycin aus dem Blut der Mutter, andererseits synthetisiert sie es mithilfe des B-Vitamins Folsäure aus einer anderen Aminosäure. Wie bereits erwähnt, kann der Verzehr von Kollagenprotein in allen möglichen Formen eine ideale Möglichkeit sein, die Menge an Glycin im Blut einer werdenden Mutter zu steigern.

Warum Ihr Kind Kollagen benötigt

Elastin hält Ihren Körper also unglaublich lange in Form. Eine andere Betrachtungsweise ist, die Halbwertzeit von Elastin zu nehmen – also die Zeit, die es dauert, bis die Hälfte des Elastins in unserem Körper erneuert wurde. Diese Halbwertzeit wird auf etwa 74 Jahre geschätzt, das ist etwas weniger als die Lebensspanne eines Menschen in den Industriestaaten. Anders gesagt: In einem durchschnittlich langen Leben wird die Hälfte des Elastins im Körper niemals ausgetauscht. Also muss das Elastinprotein im Körper, das noch vor unserer Geburt und während der Wachstumszeit synthetisiert wurde, den physischen Belastungen eines gesamten Lebens standhalten. Umso wichtiger ist es, dass das bereits im frühen Lebensstadium angelegte Elastin die bestmögliche Qualität hat.

Glaubt man Berichten, dann scheint es heutzutage bei Kindern häufiger vorzukommen, dass ihre Bänder weniger stabil sind. Wenn ich draußen unterwegs bin, sehe ich häufig Jugendliche und Teenager beim Sport. Dabei fällt mir oft auf, dass die Knie nicht korrekt ausgerichtet sind, die Zehen nach innen zeigen oder ihre allgemeine Körperhaltung „schlaff" scheint. Eine Ärztin berichtete über ähnliche Beobachtungen und bezeichnete sie als „klassische Anzeichen für schwaches Kollagen". Wir glauben beide, dass das Problem nicht immer allein auf die fehlende Bewegung zurückzuführen ist, sondern die geringere Elastin- und Kollagenstärke ebenfalls eine Rolle spielen. Der Rat dieser Ärztin ist gleichlautend wie meiner: Zur Entwicklung und zum Erhalt starker Gelenke, die das ganze Leben über verletzungsresistent sind, benötigen Kinder eine Kombination aus regelmäßiger Bewegung und einer kollagen- und elastinaufbauenden Ernährung.

Da Elastin dafür gedacht ist, ein Leben lang zu halten, sinkt die Produktion von neuem Elastin nach der Pubertät. Aufgrund der einzigartigen Natur seiner Querverbindungen kann Elastin nur hergestellt werden, wenn der Körper über eine ausreichende Anzahl von Wachstumsfaktoren und Hormonen verfügt, die seine Synthese steuern. Dies geschieht während der fötalen Entwicklung und den Wachstumsschüben in Kindheit und Jugendalter.

Wenn wir tierisches Protein auf traditionelle Weise zu uns nehmen und beispielsweise Ochsenschwanzsuppe essen statt Hamburger, Schweinskopfsülze statt Schweinelendchen und Sardinen mit Haut und Gräten statt Fischfilet, nehmen wir ausreichende Mengen an Glycin und Prolin und anderen notwendigen Nährstoffen zu uns. Das dadurch entstehende Gleichgewicht der Aminosäuren unterstützt unzählige biologische Prozesse, einschließlich des optimalen Wachstums und der Entwicklung des Körpers eines Kindes. Wenn Ihr Kind Sport treibt, dann kann eine Ernährung, die reich an Kollagenprotein ist – oder auch eine Nahrungsergänzung – möglicherweise Verletzungen an Gelenken und Bindegeweben wie Sehnen und Bändern jetzt und in Zukunft vorbeugen. Und wenn Ihr Kind andere Beschäftigungen vorzieht, ist eine kollagenreiche Ernährung dennoch eine sichere Investition in seine langfristige Gesundheit und Beweglichkeit.

Falls Ihre Teenagerzeit schon ein wenig zurückliegt, denken Sie vielleicht, die Chance, Ihre Gelenk- oder Bändergesundheit zu schützen oder zu verbessern, sei bereits vertan. Doch auch wenn Sie das Elastin im Körper nicht durch den Verzehr von Kollagen erneuern oder ersetzen können, ist es möglich, eine weitere Verschlechterung zu verhindern. Wie wir in Kapitel 6 gesehen haben, ist dies beim Gelenkknorpel durchaus machbar.

In der modernen wissenschaftlichen Literatur existieren keine Studien darüber, welche Auswirkungen ein lebenslanger Verzehr von Kollagenprotein hat. Solche Studien wären auch nahezu unmöglich durchzuführen, weil die sonstige Ernährung der Teilnehmer variieren würde und die Kosten unglaublich hoch wären. Was die ersten Ernährungspioniere beobachtet und dokumentiert haben, ist der robuste Körperbau von Naturvölkern, die ihre nährstoffreiche traditionelle Kost niemals aufgegeben haben – eine Ernährung, die reich an Kollagenprotein und anderen aufbauenden Nährstoffen ist, die zu zahlreich sind, um hier alle genannt zu werden. Die wichtigsten Nahrungsmittel und Nährstoffe, die Sie benötigen, um Ihre kollagenreiche Ernährung abzurunden, finden Sie in Kapitel 14.

KAPITEL 12

Wie viel Kollagenprotein benötigen Sie?

Habe ich Sie schon davon überzeugt, dass das Einbinden von Kollagenprotein in Ihre Ernährung etwas ist, von dem Sie nur profitieren können? Wunderbar! Aber bevor Sie nun damit beginnen, Kollagenprotein oder Gelatine in alles zu rühren, was Sie essen und trinken, sollten Sie einige Punkte beachten. Zum einen kann Kollagenprotein nicht die anderen Eiweißquellen in Ihrer Ernährung ersetzen, weil ihm die essenzielle Aminosäure Tryptophan fehlt und es nur geringe Mengen der essenziellen Aminosäure Cystein enthält. Wenn Sie also Kollagen in Ihr Frühstücksmüsli rühren, sollten Sie darauf achten, eine weitere Proteinquelle zu nutzen (beispielsweise Molken-, Erbsen-, Ei- oder Reisprotein). Wenn Sie gerne Eintopfgerichte machen wie ich, dann lassen Sie es nicht bei Knochenbrühe und Gemüse bewenden. Fügen Sie ein wenig Fleisch, Geflügel oder Fisch, gekochte Bohnen, Käse, Tofu oder auch ein ganzes Ei hinzu. Zum anderen kann man sich auch zu viel des Guten tun, und da bildet Kollagenprotein keine Ausnahme. Betrachten wir also auch die Gründe, warum Sie es mit Kollagenprotein und Gelatine nicht übertreiben sollten.

Mit Ausnahme von seltenen allergischen Reaktionen und gelegentlichen Beschwerden eines Völlegefühls im Magen (das durch ausreichende Flüssigkeitszufuhr vermieden werden kann), gibt es keine dokumentierten Nebenwirkungen beim Verzehr normaler täglicher Mengen an Kollagenprotein. Im Jahr 2015 bescheinigte die amerikanische Behörde für Lebensmittel- und Arzneimittelsicherheit (FDA) Gelatine und infolgedessen auch Kollagenprotein die gesundheitliche Unbedenklichkeit. In Tierversuchen lösten Dosierungen von hydrolysiertem Kollagen, die beim Menschen einer Menge von 100 Gramm am Tag entsprächen, einige Veränderungen an den Nieren aus, aber es wurden keine weiteren toxischen Wirkungen beobachtet. Bei einer sehr kleinen Studie an sechs Probanden, deren gesamter täglicher Eiweißverzehr aus Kollagen bestand, entwickelte die Hälfte der Gruppe Herzrhythmusstörungen. Bei starkem Gewichtsverlust aufgrund von Diäten, bei denen weniger als 500 Kalorien pro Tag zugeführt wurden, und zwar allein in Form von Kollagenprotein, ohne Zugabe von Vitaminen und Mineralstoffen, kam es zu vereinzelten Todesfällen.

Was also ist eine *sinnvolle und dennoch wirksame* Kollagendosierung?

Wenn Sie Erfolge sehen wollen, dann sollten Sie täglich 2,5 Gramm hochwertige Kollagenpeptide zu sich nehmen, zusätzlich zu maximal 20 Gramm Kollagenprotein in Form von Nahrung und Nahrungsergänzungsmitteln, wobei ich sagen würde, dass 10 bis 15 Gramm ideal sind. Wenn es mehr als 12 Gramm täglich sind, verteilen Sie die Menge am besten auf zwei Mahlzeiten. Kollagenprotein sollte andere Proteinquellen in Ihrer Ernährung nicht in hohem Maße ersetzen. Mein Rat lautet, dass Sie nochmals in den einzelnen Kapiteln nachlesen, je nachdem, welche Probleme Sie angehen möchten. Sie werden feststellen, dass bei nahezu allen aufgeführten Studien die untersuchte Dosierung angegeben ist. Es gibt allerdings einige Einschränkungen, auf die ich im Folgenden eingehen möchte.

Nierensteine

Wenn Sie zu Nierensteinen neigen, sollten Sie die Menge des Kollagenproteins in Ihrer Ernährung nur sehr langsam und vorsichtig steigern. Der Grund hierfür ist, dass sowohl Kollagen als auch Gelatine Oxalate im Körper entstehen lassen können, die über den Urin ausgeschieden werden und ein Hauptauslöser für die Bildung von Nierensteinen sind.

Neun von zehn Nierensteinen bestehen aus Kalziumoxalatkristallen, die sich bilden, wenn der Anteil der Oxalsäure im Urin steigt. Den meisten Menschen, die unter wiederkehrenden Nierensteinen leiden, wird empfohlen, Nahrungsmittel mit einem hohen Anteil an Oxalat wie Spinat, rote Beete, Schwarztee und vor allem Rhabarber nur in geringen Mengen zu sich zu nehmen oder ganz zu meiden. Auch wenn sich dies zumeist als wirksam erweist, stammen nur ein Viertel bis die Hälfte aller Oxalate, die von den Nieren in den Urin abgegeben werden, aus Nahrungsmitteln und Getränken.

Der Rest entsteht durch die Aufspaltung der Aminosäure Hydroxyprolin. Wie Sie sich erinnern werden, ist Hydroxyprolin eine der Aminosäuren, die wir in großer Zahl sowohl in Kollagenprotein als auch in Gelatine finden. Eine Hauptquelle von Hydroxyprolin im Körper stammt allerdings aus dem täglichen Umsatz des körpereigenen Kollagens. Ein Großteil des überschüssigen Hydroxyprolins wird zu Glycin umgewandelt (und für andere nützliche Zwecke eingesetzt), der Rest wird zu Oxalat und Glykolat verstoffwechselt und durch die Nieren über den Urin ausgeschieden. Da wir von Natur aus zwei bis fünf Gramm unseres eigenen Kollagens pro Tag aufspalten, entstehen aus diesen Umwandlungen ein bis drei Milligramm Oxalate. Diese Menge stellt nach allgemeiner Meinung kein erhöhtes Risiko für eine Steinbildung dar, wenn die Betroffenen ausreichend mit Flüssigkeit versorgt sind und kein vorher bestehendes Problem beim Oxalatstoffwechsel vorliegt.

Sollten Sie jedoch schon einmal unter Nierensteinen gelitten haben, sind die Ergebnisse einer kleinen Studie für Sie interessant, bei der männliche und weibliche Probanden über einen Zeitraum von fünf Tagen drei verschiedene Proteinquellen zu sich nahmen. Sie aßen entweder eine selbst gewählte Kost oder eine Kost, die jeweils 10 Gramm Molkenprotein bei allen drei Mahlzeiten enthielt (30 Gramm insgesamt, was 25 Prozent der Tagesration an Protein entspricht), oder eine Kost, die jeweils 10 Gramm Gelatine bei allen drei Mahlzeiten enthielt (ebenfalls 30 Gramm insgesamt und 25 Prozent der Tagesration an Protein). Bei der dritten Gruppe, die Protein in Form von Gelatine zu sich nahm, lag der Ausstoß von Oxalaten im Urin um 43 Prozent höher als bei der selbst gewählten Kost und dem Molkenprotein. Keiner der Teilnehmer hatte zuvor Nierensteine und es traten während der Studie auch bei niemandem Nierensteinprobleme auf. Dennoch könnte ein Anstieg von Oxalaten im Urin in dieser Größenordnung Grund zur Sorge für all jene sein, bei denen ein Nierensteinrisiko vorliegt.

Abschließend sei gesagt, dass Sie, nur weil Sie bislang noch keine Nierensteine hatten, nicht trotzdem gefährdet sind, diese aufgrund von erhöhten Oxalaten im Urin zu entwickeln. Etwa eine von zehn Personen entwickelt an irgendeinem

Punkt im Leben einen Nierenstein. Wenn Sie feststellen wollen, ob Sie eventuell zur Risikogruppe zählen, sollten Sie mit Ihrem Hausarzt darüber sprechen, Ihren Urin auf das Vorkommen von Kalziumoxalatkristallen zu untersuchen, am besten möglichst kurz nachdem Sie Ihre übliche Menge an Kollagenprotein oder Gelatine zu sich genommen haben. Gemeinsam können Sie bestimmen, ob bei Ihnen ein erhöhtes Risiko für Nierensteine vorliegt und Sie eventuell die Einnahme von Kollagenprotein auf ein Maximum von 10 Gramm am Tag begrenzen sollten, die Sie auf verschiedene Mahlzeiten aufteilen.

Kopfschmerzen und Schlafstörungen

Kollagenprotein könnte sich für Sie als ungeeignet erweisen, wenn Sie empfindlich auf eine seiner Hauptaminosäuren reagieren. Besonders problematisch scheint hier Glutaminsäure zu sein. Sie ist im Grunde das Gleiche wie Glutamat, der am häufigsten vorkommende Neurotransmitter in unserem Gehirn. Glutamat stimuliert Neuronen im Gehirn und sendet auf diese Weise Botschaften, sodass wir denken, lernen und uns erinnern können. Es ist in der Regel an die Proteine gebunden, die wir zu uns nehmen, und wird während der Verdauung langsam freigesetzt. Alternativ kann es auch schnell ins Blut gelangen, wenn das verzehrte Protein hydrolysiert ist, wie dies bei Kollagenpeptiden oder einer lange gekochten Brühe der Fall ist. Wenn plötzlich zu viel freies Glutamat im Körper zirkuliert, besteht die Möglichkeit, dass es in unser Gehirn gelangen und es übermäßig stimulieren kann. Deshalb kann bei einigen Menschen der Verzehr von Kollagenpeptiden, Brühe und selbst von Gelatine[1] zu Kopfschmerzen und Schlaflosigkeit führen.

Neben einem hohen Zufluss an Glutamat aus dem Essen, das wir verzehren, ist hier aber noch etwas anderes im Spiel. Im Allgemeinen haben die freien Glutamate, die wir zu uns nehmen, keinen negativen Einfluss, solange die Blut-Gehirn-Schranke intakt ist. Diese Schranke besteht aus einer Zellschicht, die steuert, was ins Gehirn gelangen kann und was nicht. Es scheint, dass es ähnlich wie beim Leaky-Gut-Syndrom, also der krankhaft durchlässigen Darmschleimhaut, auch eine Art Leaky-Brain-Syndrom gibt, bei dem diese Schranke nicht zuverlässig arbeitet. In beiden Fällen geht man davon aus, dass sie die Folge chronischer niedriggradiger Entzündungen sind, der eine Reihe von Ursachen zugrunde liegen können, etwa Infektionen, Gifte und andere Substanzen, die bei einer Barrierestörung der Darmschleimhaut ungewollt in den Körper gelangen.

Hausgemachte Brühen können einen hohen Glutamatgehalt haben: Je länger sie gekocht werden, desto mehr freie Aminosäuren enthalten sie. Wenn Sie Veränderungen an Ihrem Schlafmuster feststellen oder Kopfschmerzen entwickeln, und seien sie auch leichter Natur, sollten Sie alle Quellen von Kollagenprotein sofort meiden, vielleicht mit Ausnahme der Haut von Fischen und Hühnchen sowie Knorpelgewebe. Sollten sich die Symptome dann legen, ist dies ein Anhaltspunkt dafür, dass sie womöglich freies Glutamat nicht vertragen.

Sie müssen dennoch nicht unbedingt befürchten, unter eine Funktionsstörung der Blut-Hirn-Schranke zu leiden, und da es keine medizinischen Untersuchungen dafür gibt, ist ein Schulmediziner hier auch keine große Hilfe. Ich schlage vor, dass Sie überprüfen, ob das Meiden bestimmter Lebensmittel, die zu einer übermäßig durchlässigen Darmschleimhaut führen (wie glutenhaltiges Getreide, jede Form von Alkohol und unnötige Arzneimittel), sowie die Gabe eines guten Probiotikums bewirken, dass Sie kleine Mengen von Kollagenpeptiden vertragen. Treten die Probleme erneut auf, sollten Sie sich einen guten Funktionsmediziner oder ganzheitlich arbeitenden Arzt suchen. Auch andere Lebensmittel haben von Natur aus einen hohen Glutamatgehalt wie Parmesan, Tomaten, Pilze und Anchovis. Alles, was den Geschmack einer Speise verstärkt (abgesehen von Salz, Pfeffer, Kräutern und Gewürzen), ist ein möglicher Glutamatkandidat, also seien Sie vorsichtig, wenn Sie glauben, empfindlich auf Kollagenprotein zu reagieren.

Brühen können auch einen hohen Histamingehalt haben und einige Menschen zeigen Symptome von Histaminintoleranz wie Kopfschmerzen und Schlaflosigkeit, Ängstlichkeit, Hitzewallungen und andere Symptome, die saisonal auftretenden Allergien ähneln. Es wird angenommen, dass diese Intoleranz mit einer höheren Reaktionsbereitschaft der Histaminrezeptoren im Körper zusammenhängt beziehungsweise mit der Unfähigkeit des Körpers, Histamin aufzuspalten. Histamin wird auch bei allergischen Reaktionen freigesetzt und es erfüllt normale Körperfunktionen in Darm und Gehirn. Genau wie Glutamat agiert es als Neurotransmitter. Hier gilt der gleiche Ratschlag wie bei einer vermuteten Glutamatintoleranz. Ich würde außerdem darauf achten, dass Fleisch, Fisch und Huhn sehr frisch sind, ganz gleich, ob sie in Brühe gekocht oder auf andere Weise zubereitet werden.

KAPITEL 13

Häufig gestellte Fragen zu Kollagen als Nahrungsergänzung

Möchten Sie gern regelmäßig Kollagenprotein zu sich nehmen, finden es aber schwierig, es in Ihren täglichen Speiseplan zu integrieren? Knochenbrühe, Geflügel und Fischhaut (frittierte Schweineschwarte nicht zu vergessen!), das an Knochen haftende Bindegewebe und die weichen Gräten in Dosenfisch sind sicherlich ein Anfang, aber auch hier kann Kontinuität zu einem Problem werden. Da Kollagenprotein täglich verzehrt werden sollte, um nachhaltige Ergebnisse zu erzielen, sind Nahrungsergänzungsmittel für viele Menschen die ideale Wahl.

In den vorangegangenen Kapiteln haben Sie verschiedene Arten von Kollagenprotein kennengelernt – von Rind, Fisch, Schwein oder Geflügel stammend, hydrolysiert, in Form von Kollagenpeptiden oder Gelatine –, und Sie haben vielleicht bereits eine für Sie passende Form gefunden. Wenn Sie Kollagen als Nahrungsergänzungsmittel erwerben möchten, sollten Sie genau wissen, was die sicherste und wirksamste Wahl für Sie ist. In diesem Kapitel möchte ich daher die am häufigsten gestellten Fragen zu Kollagen in Form von Nahrungsergänzungen beantworten.

1. Worin unterscheiden sich Kollagenhydrolysat, Kollagenpeptide und Gelatine? Und was ist mit Knochenbrühe?
2. Wie wähle ich die beste Art von Kollagen- und Gelatineprotein aus?
3. Ist es wichtig, dass mein Kollagenprotein gentechnikfrei und aus einer biologischen Haltungsform ist beziehungsweise die Tiere aus Weidehaltung stammen?
4. Gibt es Kollagenprotein auch vegetarisch, koscher oder halal?
5. Wie viel Kollagenprotein muss ich täglich mindestens einnehmen, um Ergebnisse sehen zu können?
6. Gibt es Nebenwirkungen oder Gegenanzeigen für die Einnahme von Kollagenprotein? Kann man zu viel Kollagen oder Gelatine zu sich nehmen?
7. Kann ich Tabletten oder Kapseln nehmen oder sollte ich das Kollagenprotein als Pulver in etwas mischen, das ich esse oder trinke?
8. Kann ich Kollagenprotein zusammen mit Mahlzeiten einnehmen oder sollte es nüchtern genommen werden?
9. Nach welchen anderen Inhaltsstoffen sollte ich bei Kollagenprotein Ausschau halten?
10. Kann ich Kollagenprotein in jede Flüssigkeit einrühren, egal ob heiß oder kalt?
11. Kann ich Kollagenprotein auch beim Kochen und Backen verwenden?
12. Wie sollte ich Kollagenprotein am besten lagern und wie lange ist es haltbar?
13. Warum höre ich aus den Medien und anderen Quellen, dass Kollagenprotein nicht das bringt, was es vorgibt?

1. Worin unterscheiden sich Kollagenhydrolysat, Kollagenpeptide und Gelatine? Und was ist mit Knochenbrühe?

Wie bereits in Kapitel 3 beschrieben, bestehen alle Kollagen-proteinprodukte aus dem gleichen Ausgangsmaterial, näm-lich aus intakten Kollagenproteinen. „Kollagenprotein" ist ein Oberbegriff für die Klasse von Proteinen, die größtenteils aus Fell, Haut, Knochen, Knorpel, Sehnen und Hufen von Landtieren oder Haut, Schuppen und Flossen von Fischen stammen. Gelatine ist das, was ich als „ersten Durchgang" bei der Verarbeitung von Kollagenprotein bezeichne – lange genug erhitzt, um die verdrehte Form zu verlieren, aber nicht lange genug, um die Aminosäurenstruktur zu zerset-zen. Gleiches passiert, wenn Sie Knochenbrühe auf kleiner Flamme köcheln lassen und sich nach dem Abkühlen eine gelartige Masse bildet. Geliert Ihre Brühe nicht, bedeutet dies, dass sie nur wenig Kollagen enthält oder dass Sie sie wo-möglich zu kurz oder zu lange gekocht haben. Letzteres kann vor allem bei der Herstellung einer Brühe auf Fischbasis vor-kommen. Weil Fisch-Gelatine über weniger Querverbindun-gen verfügt, hat sie eine geringere Hitzebeständigkeit als Geflügel-Gelatine, die wiederum weniger hitzebeständig ist als Rinder- und Schweine-Gelatine.

Die Begriffe „Kollagenpeptide" und „Kollagenhydrolysat" werden verwendet, um Gelatine zu beschreiben, die weiter-verarbeitet wurde. Dabei wird sie mittels eines enzymati-schen oder chemischen Prozesses aufgeschlossen, sodass sehr kleine Fragmente aus Kollagenprotein entstehen, die nicht in der Lage sind, ein hydrophiles (also Wasser anzie-hendes) Gel zu bilden, wenn sie in einer heißen Flüssigkeit aufgelöst und dann abgekühlt werden. Doch auch wenn sie kein Gel bilden können, lösen sie sich problemlos in Flüssigkeiten beliebiger Temperatur oder Nahrung mit einem hohen Wassergehalt auf. Nachdem sie von Ihrem Verdauungstrakt aufgenommen wurden, verwandeln sich Kollagenpeptide und Kollagenhydrolysat in bioaktive Moleküle mit besonderem Nutzen. Bitte beachten Sie, dass der Oberbegriff „Kollagenprotein" sich sowohl auf das Hydrolysat als auch die Peptidform beziehen kann, wobei die meisten Produkte heutzutage einfach als „Kollagenpeptide" bezeichnet werden.

Da Gelatine hydrophil ist, bildet sie im Verdauungstrakt sogenannte Kolloide, was einer der Gründe für die darmheilende und verdauungsfördernde Wirkung hausgemachter Brühen und Suppen zu sein scheint. Wir haben das Thema in Kapitel 6 ausführlich behandelt. Knochenbrühe gibt es bereits seit Jahrtausenden, doch erst im letzten Jahrzehnt ist sie zu so etwas wie einem Superfood avanciert. Ein leicht nachzukochendes Rezept finden Sie auf Seite 209. Sollten Sie sich dafür entscheiden, Knochenbrühe fertig zu kaufen, finden Sie auf Seite 101 wichtige Hinweise und Tipps zum Aufwerten einer Fertigbrühe. Echte Knochenbrühe besitzt mehr aktive Inhaltsstoffe als Kollagenprotein (etwa Glykosaminoglykane und Mineralstoffe), aber ihr Nutzen ist nicht durch veröffentlichte Studien belegt. Es gibt bei Knochenbrühe große Schwankungen bei der Menge der Hauptaminosäuren, die die Kollagensynthese unterstützen, weshalb sie die gleichen Vorteile bringen kann, die Studien zu Kollagenpeptiden nachgewiesen haben – oder eben auch nicht.[1] Es gibt nur eine Untersuchung, die anzudeuten scheint, dass Knochenbrühe einen relativ hohen Bleigehalt hat, aber die Menge lag deutlich unter dem Grenzwert für den zulässigen Bleigehalt in Trinkwasser, sodass eine Schädlichkeit wohl ausgeschlossen werden kann. Außerdem hat sich in Studien an Ratten gezeigt, dass Glycin die Auswirkungen von Blei lindert. Dennoch lautet der Tipp: Verwenden Sie möglichst immer Knochen von Tieren, die aus artgerechter und biologischer Weidehaltung stammen.

2. Wie wähle ich die beste Art von Kollagen- und Gelatineprotein aus?

Zunächst einmal sollten Sie zurückblättern zu den Kapiteln, die sich mit den von Ihnen angestrebten Gesundheitszielen beschäftigen – schönere Haut und festere Nägel, eine bessere Verdauung, weniger Gelenkschmerzen. Dann schauen Sie, welche Art von Kollagenprotein in den Studien verwendet wurde, die in diesen Kapiteln angeführt werden. Anschließend sollten Sie über die Bezugsquelle nachdenken.

Üblicherweise stammen Kollagen und Gelatine von Landtieren wie Kühen und Schweinen; der Begriff „porzin" bedeutet vom Schwein stammend, der Begriff „bovin" vom Rind. Ein dritter Kollagentyp, der sich zunehmender Beliebtheit erfreut, ist „marines Kollagen", das von Seefischen oder in Fischfarmen gezüchteten Fischen stammt. Die erste Entscheidung, die Sie treffen müssen, ist die Wahl von porzinem, bovinem oder marinem Kollagen. (Hühnerkollagen ist ebenfalls für spezielle Zwecke erhältlich, siehe Seite 93.) Die Auswahl ist natürlich eingeschränkt, wenn Sie eines oder mehrere dieser Tiere nicht essen. Wenn Sie wegen möglicher allergischer Reaktionen, religiöser Aspekte oder ethischer Gesichtspunkte Bedenken haben oder einfach nur wissen möchten, woher das verzehrte Lebensmittel kommt, ist es ratsam, auf Nummer sicher zu gehen und den Hersteller zu kontaktieren.

Was also ist die beste Wahl? Porzines, bovines oder marines Kollagen? Ich persönlich habe alle drei Arten von Kollagenpeptiden verwendet und außerdem porzine Gelatine genutzt, weil diese am leichtesten erhältlich ist. Eine Reihe von Studien, die ich gelesen habe, erwähnten – jedoch ohne weitere Bewertung –, dass bei bovinem Kollagen eine gewisse BSE-Gefahr besteht. Ich persönlich halte diese Gefahr für sehr gering, wenn Sie die anderen Richtlinien befolgen, die hier zur Produktauswahl gegeben werden.

3. Ist es wichtig, dass mein Kollagenprotein gentechnikfrei und aus einer biologischen Haltungsform ist beziehungsweise die Tiere aus Weidehaltung stammen?

Wenn Sie bereits Kollagen oder Gelatine einnehmen oder jetzt damit beginnen wollen, sollten Sie diese Punkte bedenken. Viele Kollagenprodukte stammen von Tieren aus Massentierhaltung. Wenn Sie nicht mit den Problemen der Massentierhaltung vertraut sind, dann rate ich Ihnen, sich darüber zu informieren. Nicht in allen diesen Betrieben herrschen grausame Bedingungen für die Tiere, aber die meisten Praktiken würden viele Fleischkonsumenten überraschen und vielleicht sogar abschrecken. Ich habe in den vergangenen rund 20 Jahren versucht, so häufig wie möglich Biofleisch von artgerecht gehaltenen Tieren zu bekommen, aber bis vor Kurzem habe ich tatsächlich gar nicht darüber nachgedacht, dass meine Kollagenwahl natürlich die gleichen Kriterien erfüllen sollte.

Betrachtet man das saubere weiße Pulver, als das Kollagenprotein meist angeboten wird, ist die Verbindung zum Tier im Vergleich zu einem Steak oder einer Hähnchenkeule weniger direkt. Sicherlich haben Sie schon einmal den Satz gehört: „Du bist, was Du isst." Aber kennen Sie auch die Variante „Du bist, was Dein Essen isst"? Bestimmt verstehen Sie, was damit gemeint ist: Wenn Sie Tiere aus Massentierhaltung essen, deren Futter Pestizide und andere möglicherweise schädlichen Zusatzstoffe enthält, bekommen Sie aufgrund der Bioakkumulation sogar eine höhere Konzentration dieser unerwünschten Chemikalien ab.

Ein besonders problematisches Pestizid, das in pflanzlichem Tierfutter enthalten ist, ist der Unkrautvernichter Glyphosat. Erinnern Sie sich an unsere „Superhelden"-Aminosäure Glycin, die etwa ein Drittel des Kollagenproteins ausmacht? Es scheint so, als sei das Glyphosat-Molekül, das Glycin chemisch sehr ähnlich ist, in der Lage, sich einzuschleichen und Glycin während der Synthese von Kollagen und anderen Proteinen zu ersetzen. Während dies bei vielen Proteinen kein größeres Problem darstellen würde, ist Glycin jedoch unbedingt erforderlich, damit bestimmte Proteine im Körper ordnungsgemäß arbeiten. Ein betroffenes Protein könnte das Muskelprotein Myosin sein, das für die Bewegung zuständig ist, Kollagen könnte ein weiteres sein.

Die Vorstellung, dass unser körpereigenes Kollagen (und das Kollagen, das wir verzehren!) hohe Mengen an Glyphosat enthalten könnte, wurde zum ersten Mal von Dr. Stephanie Senff aufgebracht. Dr. Senff ist Forscherin am Computer Science and Artificial Intelligence Laboratory des MIT und hat mehr als zwei Dutzend Abhandlungen über den Zusammenhang zwischen Ernährungsmängeln, Nahrungsgiften und Gesundheit geschrieben. Ihr Ziel ist herauszufinden, warum viele chronische Leiden wie Allergien, Gelenkrheumatismus, Osteoporose und Autoimmunerkrankungen so stark auf dem Vormarsch sind, ebenso wie seltenere Erkrankungen, z. B. Autismus. Laut Dr. Senff deutet einiges darauf hin, dass dies zu einem großen Teil daran liegen könnte, dass Glyphosat Glycin ersetzt.

Fazit: Essen Sie so oft wie möglich Bionahrungsmittel und Produkte, bei denen die Tiere mit Gras gefüttert werden. Das betrifft auch Nahrungsergänzungsmittel, speziell solche, die von Tieren stammen, und hier insbesondere Kollagenprotein. Fragen Sie gegebenenfalls explizit beim Hersteller nach, wenn es auf keine Angaben dazu gibt. Achten Sie zumindest darauf, dass auf dem Etikett die Bezeichnung „GMO-free" oder „gentechnikfrei" steht. Das bedeutet, dass die Tiere kein genmanipuliertes Mais- oder Sojafutter erhalten haben, das in der Regel viele Pestizidrückstände enthält, insbesondere Glyphosat. Gehen Sie niemals blind davon aus, dass ein Produkt gentechnikfrei ist.

4. Gibt es Kollagenprotein auch in vegetarisch, koscher oder halal?

Kollagenprotein und Gelatine stammen ausschließlich von Land- und Meerestieren und erfüllen daher nicht die Anforderungen einer veganen, lakto-vegetarischen oder lakto-ovo-vegetarischen Ernährung. Weder Eier noch Milchprodukte enthalten Kollagenprotein, auch pflanzliche Nahrung nicht. Nachdem Sie jetzt um den Nutzen von Kollagenprotein wissen, könnten Sie überlegen, hier eine Ausnahme zu machen, insbesondere wenn Sie nur aus Gesundheitsgründen vegetarisch essen. In diesem Fall würde ich Ihnen raten, es einmal mit marinem Kollagen zu versuchen.

Die Firma Gelita bietet auch koschere Kollagenprodukte und Gelatine an. Wer aus religiösen Gründen auf Schweinefleisch verzichtet, kann marine Kollagenpeptide verwenden. Eine Nachfrage beim Hersteller von Produkten, die als halal zertifiziert wurden, kann ebenfalls weiterhelfen, um die genauen Kriterien zu erfahren.

5. Wie viel Kollagenprotein muss ich täglich mindestens einnehmen, um Ergebnisse sehen zu können?

Dies hängt von verschiedenen Faktoren ab wie Geschlecht, Körpergewicht, Muskel- und Knochenmasse und dem gewünschten Ergebnis. Die geringste Dosis, die sich in Untersuchungen als wirksam erwiesen hat, betrug 2,5 Gramm (hier ging es um *Verisol* und seine Wirkung auf die Haut). Es ist sinnvoll, sich zumindest ein bis zwei Monate an die vom Hersteller angegebene Dosis zu halten, bevor diese eventuell an den eigenen Bedarf angepasst wird. Außerdem sollten Sie darauf achten, sich mit Produkten zu ernähren, die von Natur aus reich an Kollagenprotein oder Gelatine sind.

6. Gibt es Nebenwirkungen oder Gegenanzeigen für die Einnahme von Kollagenprotein? Kann man auch zu viel Kollagen oder Gelatine zu sich nehmen?

Es gibt nahezu keine Nebenwirkungen oder Gegenanzeigen für Kollagenprotein, es sei denn, Sie sind allergisch dagegen, mischen es vor dem Verzehr nicht ausreichend mit einer Flüssigkeit, was zu Magenbeschwerden führen kann, haben

Nierensteine oder nehmen durchgängig mehr ein als die auf der Packung empfohlene Höchstdosis. Weitere Informationen zum Thema Dosierung finden Sie auch in Kapitel 12.

7. Kann ich Tabletten oder Kapseln nehmen oder sollte ich das Kollagenprotein als Pulver in etwas mischen, das ich esse oder trinke?

Die meisten verfügbaren Produkte liegen aufgrund der Menge, die man benötigt, um Ergebnisse zu sehen (meist 6 bis 10 Gramm täglich oder mehr), in Pulverform vor. Kollagenpeptide (*Verisol*) von Gelita liegen auch in Tablettenform vor, weil die wirksame Dosis mit 2,5 Gramm pro Tag relativ niedrig ist.

8. Kann ich Kollagenprotein zusammen mit Mahlzeiten einnehmen oder sollte es nüchtern genommen werden?

Wie immer sollten Sie sich an die Empfehlung des Herstellers halten, aber es gibt Anzeichen dafür, dass der Verzehr von Kollagenpeptiden zusammen mit einem fermentierten Milchprodukt wie Joghurt oder Kefir die Aufnahme erleichtern könnte.

9. Nach welchen anderen Inhaltsstoffen sollte ich bei Kollagenprotein Ausschau halten?

Auch das hängt davon ab, welche Ziele Sie verfolgen. Sie können eine Geschmacksrichtung wählen, die Sie mögen, um ein wohlschmeckendes Getränk zu mixen, oder Sie halten

Ausschau nach aktiven Bestandteilen wie Vitaminen und Mineralstoffen, Hyaluronsäure, Biotin, Kieselsäure, Aloe Vera oder Antioxidanzien wie Polyphenolen, Grüntee und Taurin. Wenn Sie bereits andere Nahrungsergänzungsmittel einnehmen, die Vitamine und Mineralstoffe enthalten, würde ich ein mit zusätzlichen Vitaminen und Mineralstoffen versetztes Kollagenprotein eher meiden, sofern Ihnen nicht ein Ernährungsberater oder Arzt dazu rät.

10. Kann ich Kollagenprotein in jede Flüssigkeit einrühren, egal ob heiß oder kalt?

Wenn Sie Kollagenprotein (in Form von Kollagenpeptiden) in ein Getränk Ihrer Wahl mischen möchten, macht die Temperatur der Flüssigkeit in der Regel keinen Unterschied. Zwei Dinge sollten Sie bedenken: Einerseits löst sich das Pulver womöglich besser in einer warmen oder heißen Flüssigkeit, andererseits könnte Ihr Pulver aber noch andere Zutaten enthalten, die temperaturempfindlich sind. Richten Sie sich stets nach den Empfehlungen des Herstellers.

11. Kann ich Kollagenprotein auch beim Kochen und Backen verwenden?

Durchaus, solange das Etikett besagt, dass Sie das Produkt problemlos erhitzen können. Produkte, die Vitamine enthalten, sollten nicht über Raumtemperatur erhitzt werden. Gelatine eignet sich großartig, um Hackfleisch vor dem Kochen Feuchtigkeit zuzufügen und Soßen einzudicken. Weichen Sie Trockengelatine immer zuerst in einer kleinen Menge kalter Flüssigkeit ein, um ein Klumpen zu vermeiden, und rühren Sie sie erst dann in kochende Flüssigkeiten ein. Gelatine benötigt eine Mindesttemperatur von 60 Grad Celsius, um sich vollständig aufzulösen.

12. Wie sollte ich Kollagenprotein lagern und wie lange ist es haltbar?

Alle Produkte haben ein Verfallsdatum, nach dem Sie sich auch bei der Lagerung richten sollten. Ich selbst habe Kollagenprotein problemlos auch noch nach Ablauf des Mindesthaltbarkeitsdatums verwendet, würde Ihnen aber trotzdem raten, nur Mengen einzukaufen, die Sie vor dem Ablaufdatum auch verzehren können. Eine Packung hält in der Regel bei täglicher Einnahme ungefähr einen Monat. Lagern Sie Gelatine immer in einem trockenen Vorratsschrank mit geringer Luftfeuchtigkeit und keinesfalls im Kühlschrank, weil sie dort – speziell nach dem Öffnen – Feuchtigkeit aufnehmen und zerfallen kann. Wenn Sie Kollagenprotein im Beutel kaufen, sollten Sie es nach dem ersten Öffnen möglichst in einen luftdichten Behälter umfüllen.

13. Warum höre ich aus den Medien und anderen Quellen, dass Kollagenprotein nicht das bringt, was es vorgibt?

Es trifft in der Regel immer auf große Skepsis, wenn einem Nahrungsergänzungsmittel so viele nützliche Wirkungen auf Schönheit und Gesundheit nachgesagt werden. Doch weil die menschliche Ernährung früher viel mehr Kollagenprotein enthielt als dies heute der Fall ist, sollten Sie allein aus diesem Grund überlegen, es in Ihren Speiseplan aufzunehmen. Auch wenn kein seriöser Hersteller die Ergebnisse garantieren kann, die Sie sich versprechen, sollte ein qualitativ hochwertiges Produkt keine Nebenwirkungen haben, wenn Sie sich an die Angaben auf dem Etikett halten und die in diesem Kapitel aufgeführten Einschränkungen beachten. Das größte Risiko, das Sie eingehen, ist Geld für etwas auszugeben (in den meisten Fällen unter 100 Euro), das nach mehrmonatiger Einnahme doch nicht die Wirkung erzielen konnte, die Sie sich erhofft hatten. Bitte denken Sie daran, dass Sie, um Ergebnisse sehen zu können, ein Produkt täglich in der vom Hersteller angegebenen Menge einnehmen müssen, und das – je nach angestrebtem Effekt – mindestens einen Monat bis sechs Monate lang.

KAPITEL 14

Kollagenprotein und seine Nebendarsteller

Kein Nährstoff wirkt allein für sich, das gilt auch für Kollagenprotein.

Zwar benötigt unser Körper das ganze Spektrum an essenziellen Nährstoffen, aber einige wenige Vitamine und Mineralstoffe spielen eine besondere Rolle bei der Bildung und Erhaltung unseres Kollagens. So müssen wir neben den Vitaminen A und B auf Biotin achten sowie auf die Mineralstoffe Eisen, Zink, Kupfer und eventuell auch auf Silizium. Die wichtige Kombination aus Kalzium und Vitamin D für Ihre Knochen kennen Sie wahrscheinlich bereits, weswegen ich hier nicht gesondert darauf eingehe. Zudem gibt es eine Vielzahl an nutrazeutischen Produkten und Kräutern (sogenanntes „Functional Food"), die damit werben, die gesunde Produktion von Kollagen im Körper zu fördern; einige davon können recht effektiv sein. Werfen wir also einen Blick darauf, was die Ernährungswissenschaft und neuere Forschungsergebnisse über die stärksten Anwärter für kollagenunterstützende Vitamine und Mineralstoffe zu sagen haben.

Vitamin D

Vitamin D ist seit mehr als einem Jahrzehnt der Liebling der Ernährungswelt. Ein ausreichender Spiegel ist äußerst wichtig für starke Knochen, weil Vitamin D für die optimale Kalziumaufnahme benötigt wird. Welche anderen Rollen es für die menschliche Gesundheit spielt, ist bislang weitestgehend ungeklärt. Die Tatsache, dass Vitamin D ein Teamplayer ist und auch seine Partner, die Vitamine A und K_2, beachtet werden müssen, beantwortet sicherlich zum Teil die Frage, warum Vitamin D bei Studien zu Krebs und Herzerkrankungen nicht immer durchschlagenden Erfolg erzielen konnte. Wenn Sie wissen möchten, wie viel Vitamin D gut für Sie ist, empfehle ich Ihnen den Titel *Vitamin K_2 und das Calcium-Paradoxon* von Kate Rheaume-Bleue.

Vitamin A und Zink

Die Zellen, die den Kollagenvorläufer Prokollagen synthetisieren, benötigen hierzu Vitamin A und Zink. Zu diesen Zellen zählen beispielsweise die Fibroblasten in der Haut oder die Chondrozyten im Knorpel. Hier werden die einzelnen Aminosäurestränge zu Dreiergruppen kombiniert und zur Tripelhelix des Prokollagens verbunden. Das Prokollagen wird dann aus den Zellen in die extrazelluläre Matrix eingebracht, in der daraus am Ende ein reifes Kollagenmolekül entsteht. In der extrazellulären Matrix erfüllt jedes Kollagenmolekül seine Rolle, bis es für das Recycling ausgewählt wird und der Herstellungsprozess eines neuen Kollagenmoleküls von vorne beginnt.

Vitamin A übermittelt Botschaften zur Steuerung der Zellen, die Prokollagen synthetisieren. Es ist auch zuständig für die Zellen, die die Epidermis bilden. Nehmen wir über die Nahrung zu wenig Vitamin A auf, ist die Heilung selbst oberflächlicher Wunden beeinträchtigt. An der Oberfläche der Haut entwickeln sich kleine harten Dellen (Keratinisierung), und die Drüsen, die Schweiß und feuchtigkeitsspendende Flüssigkeit abgeben, schrumpfen.

Zink wird benötigt, um das Protein herzustellen, das Vitamin A von der Leber in andere Teile des Körpers transportiert, wo es benötigt wird. Die Enzyme, die den normalen Abbau und Umbau von Kollagen vornehmen, benötigen ebenfalls Zink, das vor allem während der Wundheilung von großer Bedeutung ist. Ohne eine ausreichende Menge an Zink entstehen Schäden an den Quervernetzungen zwischen den Kollagenmolekülen, worunter die Festigkeit der Haut leidet. Zink stimuliert zudem die Synthese von Knochenkollagen, und bei Zinkmangel kann der normale Knochenkollagenumsatz sich um das Dreifache verlangsamen. Und wenn wir gerade von Knochen sprechen: Vitamin A arbeitet gemeinsam mit Vitamin D daran, die gleichermaßen wichtigen Prozesse von Knochensynthese und Knochenabbau im Gleichgewicht zu halten.

Eisen und Vitamin C

Eisen wird benötigt, um die Hydroxylgruppen an die Aminosäuren Prolin und Lysin im Prokollagen anzuheften. Diese Hydroxylgruppen erstellen dann die Verbindungen, die entstehen, wenn drei Aminosäurestränge zusammenkommen. Es ist die Aufgabe von Vitamin C, sowohl die Eisenmoleküle als auch die Enzyme zu „aktivieren", die das Hinzufügen der Hydroxylgruppen ermöglichen. Knochen, Haut, Haare und Nägel benötigen alle Eisen, wenngleich der Bedarf der Haut relativ gering ist. Schon bei einem leichten Eisenmangel kann es jedoch zum Abbau von Knochenmasse kommen. Trockene Haut und spröde Lippen, brüchige Nägel und Haarverlust sind typische Anzeichen eines niedrigen Eisenwerts, speziell bei Frauen. Das ist nicht weiter erstaunlich, wenn man weiß, welche Rolle Eisen bei der Kollagenbildung spielt.

Kupfer

Kupfer wird benötigt, um die normalen Quervernetzungen zu bilden, die reifes Kollagen noch weiter stabilisieren. Im Vergleich zu Zinkmangel kommt Kupfermangel eher selten vor. Wahrscheinlicher ist eher, dass diese beiden Mineralstoffe nicht in Balance sind, denn Kupfermangel kann zu einer ungenügenden Aufnahme von Eisen führen. Nun wird es etwas komplexer: Um einen Kupfermangel zu vermeiden, sollten Sie Zink immer nur zusammen mit Kupfer als Nahrungsergänzung einnehmen, und zwar im Verhältnis von 1 Milligramm Kupfer pro 15 Milligramm Zink. Sofern nicht anders verschrieben, sollten Sie die Menge von 30 bis 45 Milligramm Zink pro Tag auch nicht überschreiten.

Biotin

Die meisten Produkte zur Verbesserung von Haar, Haut und Nägeln enthalten sehr hohe Mengen an Biotin, einige auch Kollagenprotein, Zink und Vitamin C. Halten sie, was sie versprechen? Laut den Berichten meiner Patienten, die diese Produkte durchgängig einnehmen, scheint dies der Fall zu sein. Liegt es am Biotin? Möglich ist es, wobei Fallberichte darauf hindeuten, dass es wenig Sinn hat, zusätzliches Biotin einzunehmen, wenn die Richtmenge von 30 Mikrogramm pro Tag bereits erreicht wurde.

Ich sehe das ähnlich wie meine Patienten. Es ist tatsächlich möglich, dass manche Frauen, die unter Haarverlust leiden, einen Biotinmangel aufweisen, wenn sie auf eine der besten Biotinquellen verzichten: Eigelb. Allerdings enthält gekochtes und rohes Eiklar ein Protein namens Avidin, das Biotin binden kann. (Aber wahrscheinlich wissen Sie bereits, dass Sie rohe Eier nur in Maßen verzehren sollten.)

Ich möchte dennoch zwei Warnhinweise zu hoch dosierten Biotinpräparaten geben. Zum einen können sie die Werte bei herkömmlichen Blutuntersuchungen verfälschen, weshalb Sie Ihren Arzt vor einer Blutprobe entsprechend informieren oder die Präparate einige Wochen zuvor absetzen sollten. Zum anderen haben einige Frauen festgestellt, dass es das Haarwachstum am gesamten Körper fördert und die Haare kräftiger werden lässt – und das betrifft nicht nur das Kopfhaar!

Silizium

Silizium wird als Nahrungsergänzungsmittel für Haut, Haare und Nägel empfohlen. Der überwiegende Mineralstoff in unseren Nägeln ist Silizium. Eine Kombination aus Cholin und Silizium, cholin-stabilisierte Kieselsäure genannt, wird als klinisch bewährt angepriesen. Es gab eine Reihe von Humanstudien, bei denen nachgewiesen wurde, dass diese Form des Siliziums gut für Haut und Nägel ist und eventuell auch das Knochenkollagen positiv beeinflusst. Die Frage ist, ob der sichere langfristige Gebrauch ausreichend dokumentiert ist. Außerdem kommt Silizium zwar in Nahrungsmitteln vor, sein Status als lebensnotwendiges Spurenelement ist aber noch nicht bestätigt. Dennoch berichten viele Menschen, dass sie durch die Einnahme von stabilisierter Kieselsäure tatsächlich die versprochenen Verbesserungen sehen.

Hyaluronsäure

Zusammen mit Kollagen gilt Hyaluronsäure in Form von Nahrungsergänzungsmitteln oder äußerlich aufgetragen als Mittel für pralle und jugendliche Haut und gut bewegliche Gelenke. Sie wird auch als der natürliche „Befeuchter" des Körpers bezeichnet und zieht, äußerlich angewendet, Feuchtigkeit aus der Luft in die Haut. Hyaluronsäure kann bis zum Tausendfachen ihres Eigengewichts an Wasser binden. Als Nahrungsergänzung eingenommen zeigt sie vielversprechende Ergebnisse bei Osteoarthritis, Augentrockenheit, Wundheilung und Hautalterung. Leider sinkt der Hyaluronsäurespiegel mit dem Alter. Beim äußerlichen Auftragen von Hyaluronsäure kann man sicherlich nichts falsch machen, bei der Einnahme wäre ich jedoch etwas vorsichtiger. Wie es scheint, enthalten einige der verfügbaren Produkte Hyaluronsäure mit „niedrigem Molekulargewicht", während die gesunde körpereigene Form eher ein hohes Molekulargewicht aufweist. Das niedrige Molekulargewicht könnte zur Folge haben, dass Entzündungen eher ausgelöst als reduziert werden und zudem die Migration von Tumoren gefördert wird.

Antioxidanzien

Antioxidanzien wie Weintraubenschalen-Extrakt, Co-Enzym Q10, Luteolin und Selen sind bereits marinen Kollagenpeptiden hinzugefügt worden (z. B. als Kombination in einem Produkt des Schweizer Herstellers Celergen). Diese Zusammensetzung hat nachweislich nach zweimonatiger Anwendung die Dicke und Dichte der Haut erhöht sowie ihre Elastizität und Talgproduktion. Ziel war, die Auswirkungen von oxidativem Stress zu mildern, der mit einer verminderten Kollagensynthese einhergeht.

Die Forscher stellten fest, dass ein Marker für eine erhöhte Oxidation bei den 41 Teilnehmern der Studie nach deren Beendigung signifikant gesunken war. Das Öl auf der Hautoberfläche, der Talg, ist wichtig für die Glätte, Elastizität und Feuchtigkeit der Haut sowie für den Erhalt der Hautbarriere. Da die körpereigene Talgproduktion ab 50 abnimmt, verstärkt durch die vorzeitige Hautalterung aufgrund von UV-Strahlung, wurde der Anstieg als positives Zeichen gewertet.

Astaxanthin

Astaxanthin ist ein weiteres wirkungsvolles Antioxidans, das die Wirkung von Kollagenprotein steigern kann. Es handelt sich hierbei um das Pflanzenpigment, das Lachs, Shrimps und Hummer die charakteristische rotorangene Färbung verleiht, und es ist wirkungsvoller als andere Carotinoide. Algen und Krill (sehr kleine Krebstiere) sind zwei Quellen, aus den Astaxanthin als Nahrungsergänzung gewonnen wird. Nachdem 44 Teilnehmer einer Studie zwölf Wochen lang täglich zwei Milligramm Astaxanthin zusammen mit drei Milligramm Kollagenhydrolysat eingenommen hatten, war ihre durch Lichteinfluss gealterte Haut elastischer und sie verlor weniger Feuchtigkeit. Gleichzeitig senkte diese Kombination die Expression von Genen, die Metalloproteasen programmieren. Metalloproteasen werden mit einem verlangsamten Abbau von bestehendem Kollagen in Verbindung gebracht.

Ich habe bislang noch keine Studien gesehen, die die Auswirkungen von Kollagenpeptiden mit und ohne Krill vergleichen. Es ist daher zu früh, um zu behaupten, dass Astaxanthin eine signifikante Veränderung des Erscheinungsbildes der Haut bewirken kann. Es scheint aber die körperliche Ausdauer zu erhöhen und den Körper dazu zu bringen, dass er bei sportlicher Betätigung mehr Fett verbrennt, sowie den Muskelschwund zu verlangsamen, der mit dem Alter einhergeht. Schon allein aus diesen Gründen lohnt es sich, es als Ergänzung zum täglichen Kollagenprotein in Betracht zu ziehen.

Pflanzen und Kräuter

Einige Pflanzen haben sich für die Hautbeschaffenheit und Linderung von Umweltschäden als nützlich erwiesen. Aloe Vera ist hier wohl die beliebteste Pflanze und sie kann auf eine lange Geschichte als altbewährtes Heilmittel zurückblicken. Aloe kann innerlich angewendet oder direkt äußerlich auf die Haut gerieben werden. Beide Methoden erhöhen den Kollagengehalt in heilenden Wunden nachweislich signifikant. Im Rahmen von Tierstudien entdeckten Forscher, dass sich die Geschwindigkeit der Kollagensynthese bei äußerlicher Anwendung nahezu verdoppelte und bei der Gabe als Nahrungsergänzung lag der Anstieg sogar um zwei

Drittel höher. Bei japanischen Frauen, die jeden Tag Joghurt mit einer Beimischung von 40 Mikrogramm gereinigter Aloe Vera zu sich nahmen, zeigten sich deutliche Verbesserungen bei der Hautfeuchtigkeit und der Elastizität. Diese sichtbaren Verbesserungen wurden mit einem Anstieg der Kollagen- und Hyaluronsäuresynthese in der Haut in Verbindung gebracht.

Gotu Kola, sein botanischer Name ist *Centella asiatica*, wird schon seit Langem im asiatischen Raum verwendet, wo die Pflanze wild in Sumpfregionen wächst. Gotu Kola verbessert die Hautgesundheit und ihre Regeneration unter anderem durch die Induktion der Synthese von Typ-I-Kollagen, außerdem stimuliert es die Produktion von Hyaluronsäure und erhöht die Wachstumsfaktoren während der Wundheilung. Stark verdünnte Lösungen von Gotu Kola (0,1 bis 0,2 Prozent) erwiesen sich als wirksam, wenn sie auf die Haut aufgetragen wurden. Für eine wirkungsvolle orale Einnahme werden tägliche Mengen zwischen 1 und 24 Milligramm pro Kilogramm Körpergewicht empfohlen (das entspricht 75 bis 1800 Milligramm getrocknetem Kraut für eine Person mit einem Körpergewicht von 75 Kilogramm). Die beste Wirkung lässt sich wahrscheinlich mit Extrakten erzielen. Gotu Kola mindert innerlich oder äußerlich angewendet die Anzeichen von lichtinduzierter Hautalterung, Cellulite und Dehnungsstreifen und fördert die Heilung von Abschürfungen, Verbrennungen und Wunden.

Ringelblumensalbe aus verschiedenen Ringelblumensorten (*Calendula officinalis*), die ursprünglich aus dem Mittelmeerraum stammen, ist bekannt für ihre entzündungshemmende und heilungsfördernde Wirkung. Durch Auftragen eines Gels oder einer Creme mit einem Ringelblumenanteil von sieben Prozent kann die Kollagensynthese erheblich gesteigert werden. Ein niedrigerer Anteil zeigt keine Wirkung, ein höherer kann sich hautschädigend auswirken.

Auch wenn diese Liste nicht alle möglichen Kandidaten umfasst, habe ich doch einige der Schwergewichte unter den verfügbaren Ergänzungsmitteln ausgewählt, die Kollagenschäden – bedingt durch Alter, starke UV-Strahlung oder Jahre unzureichender Ernährung – stoppen oder sogar rückgängig machen können. Beginnen Sie mit einer guten Kollagenversorgung und überlegen Sie dann, welche Mittel Sie eventuell ergänzen möchten.

TEIL 2

Rezepte

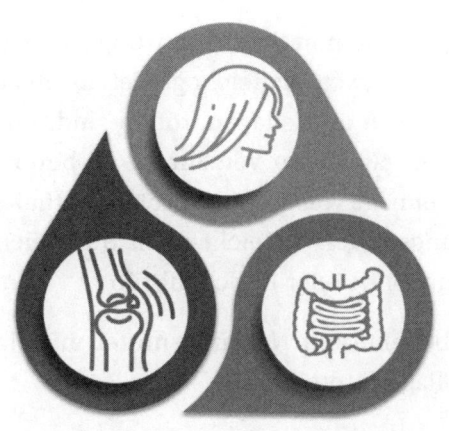

KAPITEL 15

Einfache und köstliche Rezepte für mehr Kollagen im Speiseplan

Mehr Kollagenprotein in Ihre Ernährung zu integrieren, das ist nicht weiter schwer. Vielleicht genießen Sie bereits öfters Gerichte, die reich an Kollagenprotein sind, und eine oder zwei Portionen täglich zu verzehren, ist bereits viel wert. Doch auch wenn sie viel Kollagenprotein enthalten, erzielen diese Nahrungsmittel vielleicht nicht die gleiche Wirkung wie Kollagenpeptide oder Knochenbrühe.

Einige der beliebtesten Nahrungsmittel mit einem hohen Anteil an Kollagenprotein sind:

- Rindersehnen, in Suppen wie *Pho*
- Hähnchenflügel (Hühnerfüße sind noch besser!)
- Gelatinegelees, herzhaft oder aus Früchten oder Kräutertee
- Ochsenschwanz
- Schweinefuß- oder Kalbsfußsülze
- Schweineschwarte, vorzugsweise im Ofen zubereitet
- Geflügelhaut
- Lachshaut
- Suppen auf Basis von Knochenbrühe
- Kalbshaxe

Unabhängig davon, ob Sie Gerichte mit den aufgeführten Zutaten regelmäßig essen, sollten Sie dennoch täglich Kollagenpeptide zu sich nehmen. Das geht am leichtesten, wenn Sie geschmacksneutrales Kollagenpeptidpulver in Kaffee, Tee, aromatisiertes Wasser oder Saft einrühren. Sie werden wahrscheinlich feststellen, dass ein leicht gehäufter Esslöffel (etwa 6 Gramm) praktisch keinen geschmacklichen Unterschied macht.

Meine persönliche Kollagenversorgung beginnt jeden Tag mit einer oder zwei Tassen Knochenbrühe sowie einer oder zwei kleinen Portionen selbst gemachtem Gelatinegummi. Ich versuche, die eine oder andere Variante bei jeder Mahlzeit einzubauen, weil ich festgestellt habe, dass die darmheilende Wirkung von Brühe und Gelatine gut für meine Verdauung ist. Wenn ich mich an diese Taktik halte, bin ich außerdem selten hungrig zwischen den Mahlzeiten. Ich habe mich für ein Nahrungsergänzungsmittel entschieden, das Kollagenpeptide und wasserlösliches Keratin enthält, da es mir vor allem darum geht, meine Haut zu schützen und meine Nägel zu festigen. Bislang scheint diese Kombination mir gutzutun – meine Haut strahlt, ich habe keine Gelenkschmerzen und meine Nägel werden biegsamer und scheinen schneller zu wachsen. Außerdem schlafe ich besser.

Neben dem Einrühren von Kollagenpeptiden in Ihr Morgengetränk können Sie auch aus Ihrem täglichen Eiweißshake einen kollagenbepackten Powerdrink machen. Kollagenprotein lässt sich leicht unter kalte und warme Flüssigkeiten mischen, sodass Sie es in Suppen, Soßen, Eintöpfen, Chilis, Salatdressings, warmem Getreidebrei, Joghurt, Kefir, Dips, Aufstrichen und sogar im Kuchenteig verwenden können. Beim Ausprobieren der folgenden Rezepte werden Sie sicher ihre eigene Lieblingsmethode finden. Ihre Familie kann ebenfalls davon profitieren – und zwar ohne zu merken, dass Sie die Lieblingsgerichte mit nahrhaftem Kollagenprotein aufpeppen! Zitat einer Mutter: „Ich mogele es in die Suppe, in Aufläufe, Nudelsoßen und so weiter, ohne dass meine Familie etwas merkt. Schließlich soll sie auch von den guten Eigenschaften profitieren!"

Und wenn wir gerade davon sprechen, Kollagenprotein in Leibspeisen „zu mogeln", kommen hier noch mehr Ideen:

- Suppen oder Eintöpfe
- Kartoffelbrei, Süßkartoffelbrei oder Blumenkohlmus
- Pfannkuchen- oder Muffinteig
- Tomaten- oder andere Pastasoßen
- Rührei
- Thunfisch- oder Hühnersalat mit Mayonnaise
- Dips, Dressings oder Aufstriche
- Tierische oder pflanzliche Milch, in Kombination mit Getreideflocken
- Joghurt oder Kefir

Beginnen Sie mit 1 bis 2 Teelöffeln pro Portion von 120 bis 240 Millilitern, um zu schauen, wie Ihnen das Ergebnis zusagt, und erhöhen Sie die Menge auf bis zu einen Esslöffel pro Tasse.

Ein kurzer Hinweis zu Knochenbrühe: Keines der Rezepte in diesem Buch verwendet fertige Knochenbrühe in Pulverform – ich habe einige ausprobiert und mochte den Geschmack nicht. Verwenden Sie möglichst immer hausgemachte Knochenbrühe oder kaufen Sie haltbare Bio-Produkte. Es gibt auch Knochenbrühe als Tiefkühlware, die teurer ist als die haltbaren Produkte, der hausgemachten Variante aber in puncto Nährwert und Geschmack vielleicht näher kommt.

Weitere Rezepte finden Sie auch unter:
www.womenandfamilynutrition.com

Anmerkung des Verlags

Die von der Autorin hier genannte „Tasse" ist eine in den USA übliche Maßeinheit. Das englische Wort *cup* bezeichnet eine Art Messbecher mit einem Inhalt von 240 ml. Diese Messbecher gibt es in verschiedenen Größen zu kaufen, auch hierzulande. In der Regel sind sie in einem Fünfer-Set zu haben. Einen ersten Anhaltspunkt für die Umrechnung kann die folgende Tabelle liefern.

USA	Metrisches Maß
1 Esslöffel / 3 Teelöffel	15 ml
¼ Tasse	60 ml
⅓ Tasse	90 ml
½ Tasse	120 ml
⅔ Tasse	150 ml
¾ Tasse	180 ml
1 Tasse	240 ml
2 Tassen	480 ml

Frühstück

Omelett mit Süßkartoffelspiralen

Sie können Kollagenpeptide unter jede Art von verquirltem Ei mischen. Achten Sie einfach darauf, die Peptide vorher in einer kleinen Menge Flüssigkeit aufzulösen, bevor Sie sie zu den Eiern geben. Die Süßkartoffelspiralen bieten eine Alternative zur klassischen Toastbeilage, speziell für alle, die sich glutenfrei ernähren.

Menge: 1 Portion | Zubereitungszeit: 15–20 Minuten

1 EL Olivenöl

1 mittelgroße Süßkartoffel, geschält, in Spiralen oder dünne Stifte geschnitten

½ TL Salz

1 leicht gehäufter EL Kollagenpeptide

2½ EL Wasser

3 große Eier

1 Prise schwarzer Pfeffer

1 EL Butter

2 TL gehackter Schnittlauch (optional)

1. Olivenöl in eine große Bratpfanne geben und erhitzen.
2. Süßkartoffelspiralen und ¼ Teelöffel Salz hinzufügen und beides gut vermengen. Bei mittlerer Temperatur 6 bis 7 Minuten braten, dabei ein bis zwei Mal pro Minute umrühren und zwischendurch abdecken.

3. Süßkartoffelspiralen in eine große Schüssel füllen und beiseitestellen.

4. In einer kleinen Schüssel Kollagenpeptide und Wasser verrühren. Die Mischung in einer mittelgroßen Schüssel mit den Eiern, ¼ Teelöffel Salz und einer Prise Pfeffer mischen und durchschlagen, bis der Omelettteig glatt ist und Blasen wirft.

5. In der bereits zuvor verwendeten Bratpfanne Butter bei mittlerer Hitze schmelzen.

6. Eiermischung hineingeben und durch Schwenken in der Pfanne verteilen. 20 Sekunden warten, bis die Eimasse beginnt, Blasen zu werfen.

7. Die Seiten der Eimasse hin zur Mitte ziehen und dabei die Pfanne leicht rütteln, um den flüssigen Teil zum Rand zu bewegen. Das Omelett ist fertig, wenn es in der Mitte noch ein wenig weich ist.

8. Die Süßkartoffelspiralen auf eine Hälfte des Omeletts legen und die andere darüber klappen.

9. Auf einen Teller geben und auf Wunsch mit Schnittlauch bestreuen.

Nährwert pro Portion

Eiweiß gesamt: 25 g	Kohlenhydrate: 25 g
Kollagenprotein: 6 g	Fett: 5 g
Kalorien: 486	Ballaststoffe: 4 g

Haferflockenauflauf mit Beeren

Das ist ein einfaches Rezept, das durchaus zu einer Leib-speise Ihrer Familie werden könnte, ob zum Frühstück oder einfach als Snack zwischendurch. Sie können auch andere saisonale Früchte verwenden, etwa in Spalten geschnittene Pfirsiche oder Pflaumen. Die angegebenen Gewürze können auch durch eine Kürbisgewürzmischung ersetzt werden.

Menge: 4 Portionen à 1 Tasse |
Zubereitungszeit: 40 Minuten

Butter oder Kokosöl für die Form	¼ Tasse Kollagenpeptide
	1 EL Kokosöl
2 Tassen Haferflocken	1 Ei
1 TL gemahlenen Zimt	2 EL Honig
½ TL gemahlenen Ingwer	1½ Tassen Mandelmilch
¼ TL gemahlenen Muskat	1 Tasse beliebige
¼ TL gemahlene Nelken	Beerenfrüchte

1. Backofen auf 175° vorheizen. Eine quadratische Backform (ca. 20 x 20 cm) mit Butter oder Kokosöl fetten.
2. In einer mittelgroßen Schüssel Haferflocken, Zimt, Ing-wer, Muskat, Nelken und Kollagenpeptide vermischen.
3. In einer zweiten Schüssel Kokosöl, Ei, Honig und Mandel-milch verrühren.
4. Die Inhalte beider Schüsseln vermengen. Abschließend die Beeren vorsichtig unterheben, damit sie nicht aufplatzen.
5. In die vorbereitete Backform geben und 35 bis 40 Minuten backen, bis die Oberfläche goldbraun ist und die Mandel-milch komplett aufgenommen wurde.
6. In einem luftdichten Behälter im Kühlschrank aufbewah-ren.

Nährwert pro Tasse

Eiweiß gesamt: 14 g   Kohlenhydrate: 42 g
Kollagenprotein: 7 g   Fett: 8 g
Kalorien: 290   Ballaststoffe: 5 g

Kürbis-Protein-Pancakes

Reich an Protein und mit einem relativ niedrigen Kohlenhydratanteil sind diese Pancakes schnell gemacht und ein
wenig saftiger als die herkömmliche Variante, sodass man
sie auch gut mit weniger Butter und Sirup genießen kann.
Ich persönlich mag besonders den Geschmack, der mich an
Kürbiskuchen erinnert. Sollten Sie kein besonderer Kürbis-
kuchenfan sein, können Sie den Dosenkürbis durch eine
halbe Tasse Apfelmus und das Kürbisgewürz durch Zimt ersetzen. Die Pancakes stellen auch eine gute Möglichkeit dar,
Reste von gebackenen Süßkartoffeln zu verwerten. Achten
Sie nur darauf, sie vorher gut zu pürieren. Ich halte meine
Pancakes eher klein, etwa 10 Zentimeter im Durchmesser,
sodass ich drei aufeinanderstapeln kann und ein leckeres
Frühstück habe. Ein oder zwei Pancakes ergeben auch zusammen mit einem Klecks Vanillejoghurt oder Schlagsahne
ein leckeres Dessert. Sie halten sich für einige Tage gut im
Kühlschrank, also sollten Sie überlegen, ob Sie nicht gleich
die doppelte Menge backen! Wenn Sie glutenfreie Pancakes
möchten, verwenden Sie einfach eine glutenfreie Mehl-
mischung.

Menge: 8 Pancakes | Zubereitungszeit: 30 Minuten

½ Tasse Pancakes-
Fertigmischung
½ TL Kürbisgewürz (oder Zimt
und/oder Muskat)
½ TL Salz
½ TL Backpulver
4 ganze Eier
1 Tasse Ricotta oder Vollmilch
⅔ Tasse Kürbis aus der Dose

¼ Tasse hydrolysiertes
Kollagen oder
Kollagenpeptide
1 Esslöffel geschmolzene
Butter, Ghee oder ein
anderes Öl für die Pfanne
Butter und echten Ahornsirup
als Beilage

1. Fertigmischung, Kürbisgewürz, Salz und Backpulver miteinander vermengen.
2. In einer mittelgroßen Schüssel zuerst die Eier schlagen und dann Ricotta oder Milch, Kürbis und Kollagenpulver unterrühren. Die trockenen Zutaten hinzufügen und so lange rühren, bis keine sichtbaren Klümpchen mehr vorhanden sind.
3. Eine Bratpfanne oder die Bratplatte eines Elektrogrills auf mittlere bis hohe Hitze einstellen und eine kleine Menge Butter, Ghee oder Öl hineingeben.
4. Mit einer Schöpfkelle den Pfannkuchenteig auf der Oberfläche verteilen. Die Pancakes sind sehr feucht und benötigen etwas länger, bis sie durch sind, daher sollten Sie sie nicht zu früh wenden. Umdrehen, wenn der Teig in der Mitte langsam fest wird. Die Backzeit pro Seite beträgt etwa 4 bis 5 Minuten.
5. Mit Butter und Sirup als Beilage servieren. Reste (wenn es die überhaupt geben sollte!) können problemlos in der Mikrowelle aufgewärmt werden.

Nährwert pro Pancake

Eiweiß gesamt: 22 g	Kohlenhydrate: 15 g
Kollagenprotein: 8 g	Fett: 15 g
Kalorien: 270	Ballaststoffe: 1 g

Honig-Bananen-Protein-Pancakes

Wenn Sie kein Kokosmehl haben, können Sie es bei diesem Rezept durch Kokosflocken ersetzen, die in einer Küchenmaschine oder einem Standmixer zu einer relativ feinen Konsistenz gemahlen wurden. Servieren Sie die Pancakes nach Belieben mit Butter, Honig und Bananen.

Menge: 6 große Pancakes | Zubereitungszeit: 45 Minuten

3 große Eier	1 EL Kokosöl plus zusätzliches
½ Tasse Vollfett-Joghurt	Kokosöl zum Backen
1 Tasse zerdrückte reife	1 TL Vanilleextrakt
Bananen	¼ Tasse plus 2 EL Kokosmehl
2 EL Naturhonig (optional)	¼ Tasse Kollagenpeptid
2 EL frisch gepresster	1 TL Backpulver
Zitronensaft	¼ TL Natron
	1 TL Meersalz

1. Alle Zutaten in der angegebenen Reihenfolge in einen Standmixer geben, sodass die Flüssigkeiten und die zerdrückte Banane zuunterst sind.
2. 30 bis 60 Sekunden bei hoher Geschwindigkeit mixen oder bis die Flüssigkeit glatt ist. Eventuell zwischendurch anhalten und mit einem Spatel feste Bestandteile von den Seiten kratzen.
3. Die Mischung 2 bis 3 Minuten im Standmixer ruhen lassen, damit das Kokosmehl eindicken kann.

4. Noch einmal bei mittlerer Geschwindigkeit 30 Sekunden lang durchmixen, damit die Flüssigkeit wieder glatt wird. Der Teig sollte eine relativ dicke Konsistenz haben.
5. Bratpfanne bei mittlerer Hitze erhitzen und mit Kokosöl oder Kochspray fetten.
6. Den Teig in die Pfanne gießen, sodass ein Pfannkuchen von etwa 13 Zentimeter Durchmesser entsteht. Nach dem Einfüllen den Teig ein wenig glätten.
7. So lange backen, bis sich Blasen auf der Oberseite bilden und die Ränder leicht gebräunt sind (3 bis 5 Minuten), dann wenden und die andere Seite backen. Sofort verzehren.

Nährwert pro Pancake

Eiweiß gesamt: 9 g

Kollagenprotein: 5 g

Kalorien: 154

Kohlenhydrate: 16 g

Fett: 7 g

Ballaststoffe: 3 g

Blaubeer-Protein-Pancakes

Pfannkuchen zum Frühstück müssen kein schlechtes Gewissen verursachen. Bei diesem Rezept können Sie das gute Gefühl haben, mit einer nahrhaften und zugleich köstlichen Mahlzeit in den Tag zu starten! Eine gute Wahl für Familien mit Kindern, die lieber ein süßes Frühstück mögen als ein herzhaftes.

Menge: 4 große Pancakes | Zubereitungszeit: 30 Minuten

3 Eier
1 Tasse Ricotta
¼ Tasse Kollagenpeptide
½ TL Vanilleextrakt
¼ Tasse normale oder
glutenfreie Pfannkuchen-
Fertigmischung

½ Tasse frische oder TK-
Blaubeeren
1 EL geschmolzene Butter,
Ghee oder ein anderes Fett
Echter Ahornsirup als Beilage

1. In einer mittelgroßen Schüssel Eier, Ricotta, Kollagenpeptide, Vanilleextrakt und Fertigmischung verrühren, bis ein glatter Teig entsteht.
2. Eine große Bratpfanne leicht mit Butter oder Öl fetten und auf mittlerer Hitze erwärmen.
3. Den Teig in die Pfanne gießen und Pancakes von 10 cm Durchmesser formen. Die Pancakes sofort mit Blaubeeren belegen. 3 bis 5 Minuten backen, wenden und dann erneut 3 bis 5 Minuten backen.
4. Mit echtem Ahornsirup servieren – eine kleine Menge reicht schon aus!

Nährwert pro Pancake

Eiweiß gesamt: 18 g
Kollagenprotein: 7 g
Kalorien: 250

Kohlenhydrate: 11 g
Fett: 15 g
Ballaststoffe: 1 g

Vorspeisen

Guacamole

Dieses supereinfache Rezept wird sicher zu einem vielseitigen Dauergast auf Ihrem Speiseplan werden. Die kleine Menge an Kollagenprotein fällt nicht weiter auf und ich liebe die Mischung aus Avocado, Limette und Salz – mehr braucht eine gute Guacamole nicht! Sie können natürlich trotzdem nach Belieben ein paar Spritzer Chilisoße, klein geschnittene Tomaten oder gehackten Koriander hinzufügen, um der Mischung Ihren eigenen Touch zu verleihen.

**Menge: 4 Portionen à ½Tasse |
Zubereitungszeit: 10 Minuten**

2 mittelreife Avocados   Saft einer Limette (etwa 2 EL)
1½ EL hydrolysiertes Kollagen   1 TL Salz

1. Avocados halbieren, das weiche Fleisch mit einem Löffel herauslösen und in eine mittelgroße Schüssel geben.
2. Die restlichen Zutaten untermischen und sofort servieren.
3. Reste luftdicht im Kühlschrank aufbewahren, um ein Braunwerden zu verhindern.

Nährwert pro Portion

Eiweiß gesamt: 5 g
Kollagenprotein: 4 g
Kalorien: 130

Kohlenhydrate: 7 g
Fett: 11 g
Ballaststoffe: 5 g

Bloody-Mary-Sülze mit Shrimps

Eine originelle und leichte Art, um Shrimps zu servieren. Das Rezept stammt noch aus den 1950er- und 1960er-Jahren, als herzhafte Gelees und Sülzen aus Gelatine sich großer Beliebtheit erfreuten. Ich verwende für dieses Rezept ein dunkles, vollmundiges Bier.

Menge: 8 Portionen à ¾ Tasse | Zubereitungszeit: 60 Minuten (plus 3–5 Stunden Kühlzeit)

5 EL geschmacksneutrales
  Gelatinepulver
3 Tassen Tomatensaft
2 EL Wodka
½ Tasse Bier
1 EL Worcestershire-Soße
1 EL Zitronensaft
½ TL Salz
1 TL schwarzer Pfeffer

3 Spritzer Chilisoße
1 Pfund Shrimps, in der Schale
  gedünstet, dann geschält
  und gewürfelt
½ Tasse Shrimps-
  Kochflüssigkeit
¼ Tasse in dünne Scheiben
  geschnittene grüne Oliven
Selleriestangen zum Garnieren

1. Tomatensaft in einen kleinen Topf geben und die Gelatine gleichmäßig darüber verteilen. Zwei Minuten ruhen lassen, damit die Gelatine die Flüssigkeit aufnehmen kann.
2. Tomatensaft bei mittlerer Hitze kurz zum Kochen bringen und so lange mit einem Schneebesen rühren, bis die Gelatine sich vollständig aufgelöst hat (etwa 10 bis 15 Minuten).

3. Gelatinemasse in eine mittlere Schüssel umfüllen und etwa 30 bis 45 Minuten abkühlen lassen, bis sie Raumtemperatur erreicht hat.

4. Wodka, Bier, Worcestershire-Soße, Zitronensaft, Salz, Pfeffer und Chilisoße einrühren. Die Shrimps und die Kochflüssigkeit unterrühren.

5. So lange kühlen, bis die Masse ganz leicht eingedickt ist (1 bis 2 Stunden), dann die Oliven einrühren.

6. Die Masse in eine Form füllen und weitere 2 bis 3 Stunden kühlen, bis sie fest ist. Aus der Form lösen, mit Selleriestangen garnieren und servieren.

Nährwert pro Portion

Eiweiß gesamt: 20 g	Kohlenhydrate: 5 g
Kollagenprotein: 4	Fett: 1 g
Kalorien: 115	Ballaststoffe: <1 g

Shrimps-Sülze

Hierbei handelt es sich um eine alkoholfreie Variante der Bloody-Mary-Sülze mit Shrimps von Seite 205.

Menge: 4 Portionen à 1 Tasse | Zubereitungszeit: 20 Minuten (plus 3–5 Stunden Kühlzeit)

½ Tasse geschmacksneutrales Gelatinepulver	2 EL Meerrettich aus der Tube
	1 Tasse fein gehackten Sellerie
⅓ Tasse Wasser (Raumtemperatur)	¼ TL Salz
	⅛ TL schwarzer Pfeffer
1 Tasse kochendes Wasser	1 Tasse gekochte, grob
2 Tassen Tomatensaft	gehackte Shrimps
1 EL Zitronensaft	Salatblätter zum Garnieren

1. ⅓ Tasse Wasser mit Raumtemperatur in eine mittelgroße Schüssel gießen und die Gelatine darüber streuen. 5 Minuten ruhen lassen.
2. Das kochende Wasser dazugeben und umrühren, bis sich alles komplett aufgelöst hat.
3. Die restlichen Zutaten untermischen – mit Ausnahme der Salatblätter – und in eine Form beziehungsweise mittelgroße Glasschlüssel gießen.
4. Für 3 bis 5 Stunden in den Kühlschrank stellen, bis die Masse fest ist.
5. In Würfel von etwa 5 cm Kantenlänge schneiden und auf Salatblättern anrichten.

Nährwert pro Portion

Eiweiß gesamt: 22 g
Kollagenprotein: 12 g
Kalorien: 120

Kohlenhydrate: 7 g
Fett: 1 g
Ballaststoffe: 1 g

Warmer Dip aus schwarzen Bohnen

Servieren Sie diesen Dip mit Tortilla-Chips, rohem Gemüse oder als Beilage zu anderen mexikanischen Gerichten. Kollagenprotein und Käse tragen zu einer erheblichen Erhöhung der Menge und Qualität des Eiweißes bei. Das gilt auch für jedes andere Gericht, das Sie aus Bohnen herstellen. Ich verwende in diesem Rezept gerne neuseeländischen Cheddar aus Weidehaltung.

Menge: 4 Portionen à ½ Tasse | Zubereitungszeit: 20 Minuten

1 EL Olivenöl oder Speck bzw.
  Schweineschmalz nach
  Belieben
¼ Tasse gehackte frische grüne
  Chilis oder eine 125-g-Dose
  gehackte grüne Chilis
2 fein gehackte
  Knoblauchzehen
2 Tassen gekochte schwarze
  Bohnen, abgegossen

½ TL Salz
Saft von ½ Limette
2 leicht gehäufte EL
  Kollagenpeptide
125 g kräftiger Cheddar,
  gerieben
2 EL gehackter Koriander
  (optional)

1. Das Olivenöl in einer großen Pfanne bei mittlerer Temperatur erhitzen. Die Chilis darin 3 bis 5 Minuten schmoren, bis sie weich sind. Den Knoblauch dazugeben und eine weitere Minute lang schmoren. Bei Verwendung von Chilis aus der Dose zunächst den Knoblauch anschmoren und dann die Chilis mit den Bohnen zusammen in die Pfanne geben.

2. Bohnen und Salz hinzugeben und einige Minuten schmoren, damit die Aromen sich vermischen.

3. Alles in eine Küchenmaschine geben, den Limettensaft hinzufügen und 3 bis 5 Minuten mixen, bis eine glatte Masse entsteht. Einige schwarze Tupfen aufgrund der schwarzen Bohnenhaut sind normal.

4. Vor dem Servieren in einer Pfanne oder der Mikrowelle erwärmen, dann mit geriebenem Käse und auf Wunsch zusätzlich mit gehacktem Koriander bestreuen.

Nährwert pro Portion

Eiweiß gesamt: 18 g
Kollagenprotein: 4 g
Kalorien: 290

Kohlenhydrate: 22 g
Fett: 44 g
Ballaststoffe: 8 g

Suppen

Geflügel-Knochenbrühe

Eine gute Knochenbrühe liefert mehr als nur Kollagen und Mineralstoffe. Sie enthält außerdem Kollagen vom Typ II, Glykosaminoglykane wie Hyaluronsäure und Chondroitinsulfat.

Wenn Sie das Fleisch in der fertigen Suppe verwenden möchten, dann sollten Sie es nach zwei bis drei Stunden aus der Brühe nehmen, denn wenn es zu lange kocht, leiden Beschaffenheit und Geschmack.

Menge: 2–3 Liter | Zubereitungszeit: 4–12 Stunden

1 Esslöffel Olivenöl oder Entenschmalz oder Ghee	Karkasse eines Brathühnchens, einschließlich des
6–8 ganze Hähnchenflügel	Fleischs an den Knochen
Wasser	und der Haut

1. Olivenöl in einen großen schweren Topf geben und bei mittlerer Temperatur erhitzen. Die Hähnchenflügel darin bräunen.
2. Die Hühnerkarkasse mit allen Teilen hinzugeben sowie genug Wasser, damit alles gut bedeckt ist.
3. Langsam bei mittlerer Hitze zum Kochen bringen, dann

die Temperatur reduzieren, sodass die Brühe vor sich hin simmert. Den Topf nicht abdecken und darauf achten, eventuell Wasser nachzufüllen, damit die Teile stets mit Flüssigkeit bedeckt sind.

4. Mindestens 4 Stunden simmern lassen, maximale Kochzeit 12 Stunden, um das Aroma zu intensivieren.

5. Brühe, die nicht innerhalb der nächsten 5 bis 7 Tage verbraucht wird, sofort nach dem Abkühlen einfrieren.

Nährwert pro Tasse

Eiweiß gesamt: 5,5 g	Kohlenhydrate: 6 g
Kollagenprotein: 5,5 g	Fett: 7 g
Kalorien: 110	Ballaststoffe: 0 g

Rinder-Knochenbrühe

Zu einer guten hausgemachten Brühe gibt es keine Alternative und sie ist wirklich kinderleicht herzustellen. Knochen von Rindern aus Weidehaltung ergeben in der Regel geschmacklich kräftigere Brühen als die Standardknochen aus dem Supermarkt. Eine Mischung aus Mark-, Gelenk- und Knochen mit Fleisch sorgt für das optimale Aroma, ebenso wie das Anbräunen der Knochen vor dem Hinzufügen von Wasser.

Es ist wichtig, die Knochen in kaltem Wasser aufzusetzen und das Wasser nur leise köcheln zu lassen, weil die Brühe sonst trüb wird. Setzen Sie keinen Deckel auf den Topf, weil das Wasser sonst zu schnell zu kochen beginnt. Außerdem wird es durch das Verdampfen leichter, den oben schwimmenden Schaum abzuschöpfen.

Tipps für die beste Geflügel-Knochenbrühe

1. Besorgen Sie als Erstes das beste Hühnchen oder den besten Truthahn, den sie bekommen können, denn dies beeinflusst den Geschmack maßgeblich. Die Grundlage der schmackhaftesten Brühe, die ich je gekocht habe, waren ältere ausgediente Legehennen, die ein Amish-Farmer mir verkaufte. Huhn aus Freilandhaltung ist auch sehr gut, ebenso wie Biohuhn.

2. Schauen Sie, ob Sie Hühnerfüße, Hühnerhälse oder zusätzliche Flügel bekommen, um den Kollagengehalt noch weiter zu steigern.

3. Wenn Sie die Zeit dazu haben, sollten Sie die Hühnchenteile zuerst anbraten und bräunen, um eine reichhaltigere und dunkelfarbigere Brühe zu bekommen. Sie können auch die Überreste eines Grillhähnchens verwenden. Achten Sie darauf, einen Großteil der Haut und einiges von dem Fleisch, das an den Knochen hängt, zu verwenden, weil sie der Brühe zusätzlichen Geschmack verleihen.

4. Sorgen Sie beim Kochen dafür, dass die Knochen zu jeder Zeit mit Wasser bedeckt sind, aber fügen Sie auch nicht zu viel zusätzliches Wasser hinzu, weil die Brühe dann zu schwach werden könnte. (Ich decke den Topf auch gerne ab, damit nicht zu viel Flüssigkeit verkocht, aber das ist Geschmackssache, vor allem, wenn Sie den Fond langsam einkochen wollen.)

5. Wenn Sie eine klare Brühe bevorzugen, gießen Sie die fertige Brühe durch ein feinmaschiges Sieb, nachdem Sie die größeren Stücke (Knochen usw.) entfernt haben.

Ich bevorzuge in der Regel eine einfache Knochenbrühe, da sich diese am vielseitigsten in Rezepten weiterverwenden lässt. Ich verwende die Brühe beispielsweise, um Getreide wie Reis und Gerste zu kochen oder ich füge sie Braten- und anderen Soßen hinzu. Knochenbrühe ist mit rund 100 Milligramm Kalzium pro Liter eine gute Quelle für Mineralstoffe.

Menge: 16 Portionen à 1 Tasse | Zubereitungszeit: 6–12 Stunden

1,8 kg Mark- und Gelenkknochen vom Rind

900 g bis 1,3 kg Rippen- oder Nackenknochen mit Fleisch

1 EL Olivenöl oder anderes Fett

½ Tasse Apfelessig (optional)

2 Knoblauchzehen, gehackt (optional)

4–6 Tassen gehackte Zwiebeln, Sellerie und Karotten oder anderes Wurzelgemüse (optional)

1 TL getrocknete Kräuter (optional)

2 Lorbeerblätter (optional)

Salz und Pfeffer nach Belieben

1. Den Backofen auf 200 Grad vorheizen. Die rohen Knochen in einem großen Bräter oder Schmortopf etwa 20 bis 30 Minuten rösten, bis sie mittelbraun sind. Nach der Hälfte der Zeit wenden, um eine gleichmäßige Bräunung sicherzustellen. (Wird eine hellere Brühe gewünscht, Knochen im Topf mit Wasser bedecken, dieses zum Kochen bringen und das Wasser anschließend wegschütten. Dann weiter mit Schritt 4.)

2. Die Knochen im Bräter oder Schmortopf etwa 15 Minuten abkühlen lassen, eventuell ausgetretenes Fett abschütten. Bratensaft und gebräunte Kleinteile behalten.

3. Bei vorheriger Verwendung eines Bräters Knochen nun in einen schweren Suppentopf geben. Um die aromareichen braunen Säfte aufzufangen, eine Tasse Wasser zugeben

und das Ganze mit dem Schneebesen vom Topfboden lösen und zu den Knochen in den Suppentopf schütten.

4. Kaltes Wasser bis zu einer Höhe von etwa 5 cm über den Knochen hinzufügen und gut umrühren. Auf Wunsch Essig hinzufügen.

5. Bei niedriger Hitze zum Köcheln bringen und 4–10 Stunden simmern lassen. Topf nicht abdecken. Wasser hinzufügen, sobald die Knochen nicht mehr vollständig bedeckt sind.

6. In regelmäßigen Abständen den Schaum abschöpfen, der sich an der Oberfläche sammelt.

7. Für die letzten 2 Stunden Kochzeit die restlichen Zutaten hinzufügen.

8. Die Knochenbrühe vom Herd nehmen. Leicht abkühlen lassen und dann durch ein Sieb in einen zweiten großen Topf schütten. Knochen und Gemüse entsorgen.

9. Überschüssiges Fett kann aus heißer Brühe entfernt werden, indem man Eiswürfel hinzugibt, durch die das Fett leicht erstarrt und problemlos entfernt werden kann. Alternativ kann das Fett auch nach dem Erkalten entfernt oder auf der Oberfläche belassen werden, um die Brühe frischer zu halten. Ich fülle meine Brühe meist nach einer Stunde Kühlzeit in 1-Liter-Einweckgläser um. Darin hält sie sich im Kühlschrank etwa eine Woche. Wenn Sie die Brühe einfrieren möchten, damit sie einige Monate haltbar ist, dann verteilen Sie sie nach dem Erkalten auf entsprechend große Behältnisse.

Nährwert pro Portion

Eiweiß gesamt: 6 g	Kohlenhydrate: 2 g
Kollagenprotein: 5 g	Fett: <1 g
Kalorien: 35	Ballaststoffe: 0 g

Einfache Hühnersuppe

Wenn Sie gerade keine Knochenbrühe zur Hand haben, können fertige Gelatine in Pulverform oder Kollagenpeptide nützlich sein, um eine nahrhafte Suppe herzustellen. Wenn Sie einen Teil des Wassers durch fertige Hühnerbrühe (aus der Dose oder Packung) ersetzen, erhalten Sie einen noch intensiveren Geschmack.

Menge: 6 Portionen à 2 Tassen | Zubereitungszeit: 45 Minuten

6 Tassen Wasser (oder 3 Tassen Wasser und 3 Tassen Hühnerbrühe)

450 g Hühnerbrustfilet oder Hühnerkeulen mit Haut

2 EL Olivenöl

2 große Karotten, geschält und klein geschnitten

1 große Zwiebel, gehackt

4 Stangen Stangensellerie, klein geschnitten

450 Gramm Kartoffeln, geschält und gewürfelt

2 Tassen frische Spinatblätter

1 TL Meersalz

1 TL schwarzer Pfeffer

¼ Tasse Gelatinepulver (geschmacksneutral) oder Kollagenpeptide

1. Wasser (oder Wasser und Hühnerbrühe) in einem großen Topf zum Kochen bringen.
2. Die Hühnchenteile hinzufügen und den Deckel auflegen. 15 bis 20 Minuten kochen, bis das Geflügelfleisch gar ist.
3. Schaum von der Oberfläche abschöpfen. Die Hühnchenteile herausnehmen und beiseite legen. Nach dem Abkühlen in mundgerechte Stücke zerteilen. Haut auf Wunsch entfernen. Kochwasser aufbewahren.
4. In einem zweiten großen Topf das Olivenöl erhitzen. Karotten, Zwiebel und Sellerie hinzugeben und bei mittlerer Hitze etwa 5 bis 10 Minuten dünsten, bis die Zwiebel glasig ist.

5. Kartoffeln und Kochwasser hinzugeben. Das Wasser zum Köcheln bringen und etwa 15 Minuten köcheln lassen, bis die Kartoffeln gar sind.
6. Herd ausschalten. Hühnchen, Spinat, Salz und Pfeffer hinzugeben und Gelatine oder Kollagenpeptide einrühren.

Nährwert pro Portion

Eiweiß gesamt: 30,6 g
Kollagenprotein: 4,6 g
Kalorien: 284

Kohlenhydrate: 21,9 g
Fett: 8g
Ballaststoffe: 3,5 g

Italienische Hochzeitssuppe

Bereiten Sie die Hackbällchen nach dem Rezept auf Seite 233 zu, aber formen Sie für diese Suppe kleinere Bällchen von etwa 2,5 Zentimeter Durchmesser. Wenn Sie auf Gluten verzichten möchten, ist Rundkornreis ein guter Ersatz für die Nudeln.

Menge: 6 Portionen à 2 Tassen | Zubereitungszeit: 30 Minuten

1 EL Olivenöl, *extra vergine*
2–3 Knoblauchzehen, klein gehackt (etwa 1 EL)
2 Liter Geflügel-Knochenbrühe (siehe Seite 209)
2 EL geschmacksneutrales Gelatinepulver
½ Tasse kaltes Wasser

¾ Tasse kleine Nudeln, z. B. *Acini de Pepe*
Fertig zubereitete italienische Hackbällchen (siehe Seite 233)
240 g frischer Babyspinat
Salz und schwarzer Pfeffer
Geriebener Parmesan als Beilage

1. Das Olivenöl in einem großen Topf erhitzen. Knoblauch hinzugeben und bei mittlerer Hitze 3 Minuten lang andünsten
2. Die Brühe hinzufügen und kurz zum Kochen bringen.
3. In der Zwischenzeit die Gelatine in Wasser einrühren und aufquellen lassen.
4. Die Nudeln hinzugeben, die Suppe erneut zum Kochen bringen. Dann die Hitze reduzieren und 10 Minuten lang köcheln lassen, bis die Nudeln bissfest sind.
5. Hackbällchen und Gelatine hinzugeben und weitere 5 Minuten lang simmern lassen, bis die Hackbällchen warm sind.
6. Den Spinat einrühren und dann sofort den Herd ausschalten. Vor dem Servieren 10 Minuten ruhen lassen, damit der Spinat durchziehen kann.
7. Mit Salz und Pfeffer würzen und mit Parmesan bestreuen.

Nährwert pro Portion

Eiweiß gesamt: 28 g
Kollagenprotein: 2,3 g
Kalorien: 390

Kohlenhydrate: 23 g
Fett: 21 g
Ballaststoffe: 3 g

Gemüsecremesuppe

Dies ist eine gute Möglichkeit, um mehr Saisongemüse in Ihren Speiseplan aufzunehmen und übrig gebliebenes Gemüse zu verbrauchen. Ich mag Spargel, Zucchini, Brokkoli und Spinat für eine grüne Frühlings- und Sommersuppe. Im Herbst und Winter hingegen bevorzuge ich eine orangefarbene Suppe aus Butternut-Kürbis, Pastinaken und Karotten. In die grüne Suppe gebe ich zusätzlich Schnittlauch, glatte Petersilie, Basilikum und Bohnenkraut. Die orangefarbene Suppe würze ich mit Kräutern wie Muskat, Kardamom, Ingwer und Kürbisgewürz. Die Kartoffel dient dazu, die Suppe sämiger zu machen. Verwenden Sie eine normale Kartoffel für die grüne Suppe und eine Süßkartoffel für die orangefarbene Suppe.

Menge: 6 Portionen à 2 Tassen | Zubereitungszeit: 30 Minuten

1 EL Butter
½ Tasse gehackte weiße Zwiebel
1 TL Gewürze oder Gewürzmischung (orange) oder 2 EL gehackte frische Kräuter (grün)
2 Liter Geflügel-Knochenbrühe (siehe Seite 209) oder fertige Hühnerbrühe
4 EL geschmacksneutrales Gelatinepulver in ½ Tasse kaltem Wasser aufgelöst

oder 4 EL Kollagenpeptide (bei Verwendung von Fertigbrühe)
1 große Kartoffel oder Süßkartoffel, geschält und in 1 cm dicke Scheiben geschnitten
3 Tassen Gemüse, in Scheiben geschnitten oder gewürfelt
½ Tasse saure Sahne oder Schmand
Salz und schwarzer Pfeffer

1. In einem schweren 6-Liter-Topf die Butter bei mittlerer Hitze schmelzen und die Zwiebeln andünsten, bis sie glasig sind, aber noch nicht bräunen (etwa 10 Minuten).
2. Gewürze hinzugeben und eine weitere Minute dünsten. Bei Verwendung von Kräutern diese erst gegen Ende hinzufügen, damit sie nicht verkochen.
3. Geflügel-Knochenbrühe oder fertige Hühnerbrühe hinzugeben. (Wenn Sie Hühnerbrühe und Gelatine verwenden, zuerst die Gelatine in einer halben Tasse kaltem Wasser auflösen und erst dann in den Topf geben. Kollagenprotein hingegen kann direkt in die Suppe gegeben werden.) Bei mittlerer Hitze zum Kochen bringen.

4. Die Kartoffel hinzufügen und die Suppe rund 10 Minuten köcheln lassen, bis die Kartoffel fast gar ist.

5. Das Gemüse hinzufügen. Die Suppe so lange weiter köcheln lassen, bis das Gemüse gar ist. Bei der grünen Suppe darauf achten, das Gemüse nicht zu zerkochen, damit die grüne Farbe erhalten bleibt. Spinat und andere Blattgemüse sollten zuletzt zugegeben werden, da sie in 2 bis 3 Minuten gar sind.

6. Den Herd ausschalten. Mit einem Mixstab pürieren, bis eine glatte Suppe entsteht. Sie können auch einen Standmixer benutzen, sollten die Suppe dann aber zunächst etwas abkühlen lassen.

7. Saure Sahne oder Schmand unterrühren und mit Salz und Pfeffer würzen.

8. Bei Verwendung frischer Kräuter diese vor dem Servieren über die Suppenteller streuen.

Nährwert pro Portion

Eiweiß gesamt: 18 g

Kollagenprotein: 4 g

Kalorien: 245

Kohlenhydrate: 25 g

Fett: 10 g

Ballaststoffe: 3 g

Beilagen und Salate

Lachshautsalat

Bitten Sie Ihren Fischhändler, die Haut für Sie zu entfernen. Sie können den restlichen Lachs für das Hauptgericht verwenden.

Menge: 4 Portionen à 1¼ Tassen |
Zubereitungszeit: 20 Minuten

Haut von 225 Gramm Lachsfilet

4 Tassen Frühlingssalat (Mix aus grünen Salaten und Radicchio)

½ Tasse in dünne Scheiben geschnittene Salatgurke, mit oder ohne Schale

½ Tasse Cocktail-Tomaten, halbiert

1 Handvoll Sprossen (Mungobohne oder Daikon-Rettich)

Frühlingszwiebeln, in dünne Scheiben geschnitten (optional)

1 großzügige Prise Katsuobushi (getrockneter Bonito-Thunfisch) zum Garnieren (optional)

Gerösteter Sesam zum Garnieren (optional)

Japanische Ponzu-Soße oder alternativ eine Mischung aus frisch gepresstem Zitronensaft und Sojasoße zu gleichen Teilen

Geröstetes Sesamöl

1. Lachshaut mit einem scharfen Messer in dünne Streifen schneiden. Alternativ eine Küchenschere verwenden. Eventuell noch vorhandenes Fett oder Fischreste an der Haut belassen, weil dies für zusätzliches Aroma sorgt.
2. Lachshaut grillen: Backblech mit Alufolie auslegen und leicht fetten oder mit Kochspray besprühen. Lachsstreifen auf das Blech legen. Die Grillfunktion des Backofens vorheizen (oder einen Minibackofen). Die Lachshaut grillen, bis sie braun oder leicht knusprig ist, etwa 3 bis 4 Minuten. Haut während dieser Zeit im Auge behalten, da sie schnell verbrennt.
3. Salatblätter auf vier Schüsseln verteilen.
4. Gurke, Tomate, Sprossen und gegebenenfalls die Frühlingszwiebel hinzugeben.
5. Krosse Lachshaut auf den Salatschüsseln drapieren.
6. Gegebenenfalls Katsuobushi oder gerösteten Sesam darüberstreuen.
7. Mit Ponzu-Soße und geröstetem Sesamöl oder einem anderen asiatischen Dressing servieren.

Nährwert pro Portion

Eiweiß gesamt: 7,5 g	Kohlenhydrate: 23 g
Kollagenprotein: 6 g	Fett: 15 g
Kalorien: 235	Ballaststoffe: 4 g

Zitronen-Tahini-Salatdressing /-Dip

Sie essen gerne gesunde Salate, fragen sich aber manchmal, ob das Dressing nicht den positiven Effekt wieder zunichtemacht? Dann habe ich gute Neuigkeiten für Sie! Das folgende Dressing macht Ihren Salat nämlich sogar noch gesünder. Es beinhaltet eine gehörige Portion Tahini – eine Art „Butter" aus Sesam und eine der besten Quellen für das volle Vitamin-E-Spektrum. (Wussten Sie schon, dass es acht verschiedene Formen von Vitamin E gibt?)

Sagen Sie fettarmen Dips und Dressings Adieu, denn Sie benötigen das beste Fett, um Supernährstoffe wie Carotinoide, Lutein und Zeaxanthin aufnehmen zu können, die in den bunten Salatzutaten stecken. Der Zitronensaft sorgt zusätzlich für eine Alkalisierung des Körpers und der rohe Knoblauch – nun, gibt es etwas, wofür er nicht gut ist? Als weiteren Bonus bekommen Sie 3 Gramm Kollagenprotein in nur 2 Esslöffeln Dressing. Sie werden es wahrscheinlich gar nicht bemerken, aber Ihr Körper ganz sicher!

Wenn Ihnen das Dressing ein wenig zu zitronig ist, nehmen Sie einfach 2 Esslöffel Tahini mehr beziehungsweise geben Sie ⅛ Teelöffel mehr Salz hinzu. Da das Dressing recht dickflüssig ist, eignet es sich auch gut als Dip für Rohkost, Cracker oder Falafelbällchen. Wenn Sie ein flüssigeres Dressing bevorzugen, fügen Sie einfach ein wenig Wasser hinzu.

Menge: 150 Gramm (10 Esslöffel) | Zubereitungszeit: 15 Minuten (plus 2 Stunden Eindickzeit)

¼ Tasse Tahini	2 EL Kollagenpeptide, in
Saft einer Zitrone (etwa	¼ Tasse warmes Wasser
⅓ Tasse)	aufgelöst
1–2 ganze Knoblauchzehen	1 Prise gemahlenen Kreuz-
¼ TL Salz	kümmel (optional)

Alle Zutaten in einem Standmixer oder einer Küchenmaschine mixen und 2 Stunden in den Kühlschrank stellen, damit das Dressing vor dem Servieren eindicken kann.

Nährwert pro 30 Gramm

Eiweiß gesamt: 6 g   Kohlenhydrate: 4 g
Kollagenprotein: 3 g   Fett: 6 g
Kalorien: 90   Ballaststoffe: 2 g

Linsen-Petersilie-Salat

Ich liebe Linsen, wenn sie gut zubereitet sind. Am liebsten esse ich sie in einem kalten mediterranen Salat. Dieser hier ist leicht säuerlich und sehr erfrischend. Er enthält nahezu 20 Gramm Protein und 500 Milligramm Kalium, das entspricht 25 beziehungsweise 10 Prozent Ihres täglichen Bedarfs. Linsen sind auch eine der besten Nahrungsquellen für Folsäure und Ballaststoffe und enthalten zudem Mineralstoffe wie Magnesium. Petersilie enthält einen sehr hohen Anteil an Antioxidanzien und kann so getrost als Superfood betrachtet werden.

Die beste Art, um Linsen zuzubereiten, besteht darin, sie über Nacht in Wasser einzuweichen und das Wasser vor dem Kochen abzuschütten. Dadurch verkürzt sich die Gesamtkochzeit um rund ein Drittel und sie werden bekömmlicher. In einigen Naturkostläden werden auch gekeimte Linsen angeboten. Diese wurden bereits eingeweicht und dann getrocknet, sodass keine Einweichzeit benötigt wird.

Menge: 8 Portionen à ⅔ Tasse | Zubereitungszeit: 3½ Stunden (einschließlich Koch- und Abkühlzeit)

2 Tassen Linsen
3 Knoblauchzehen, klein
   gehackt
4 EL Olivenöl

2 Tassen Geflügel-
   Knochenbrühe
¼ Tasse hydrolysiertes
   Kollagen

¼ Tasse Zitronensaft, von einer mittelgroßen Zitrone
1 TL Salz
¼ TL schwarzer Pfeffer

2 mittelgroße Tomaten, grob gehackt
½ Tasse gehackte glatte Petersilie, locker eingefüllt

1. Linsen abspülen und in eine mittelgroße Schüssel geben. Mit kaltem Wasser bis 5 cm über den Linsen bedecken und über Nacht oder einen Tag lang bei Raumtemperatur einweichen.

2. Wenn die Linsen lang genug gewässert wurden und Sie mit der Zubereitung des Salats beginnen möchten, zunächst die Knoblauchzehen fein hacken und 10 Minuten stehen lassen, damit sie ihre volle antioxidative Wirkung entfalten können.

3. Jetzt 2 Esslöffel des Olivenöls in eine mittelgroße Pfanne geben. Knoblauch hinzugeben und bei mittlerer Hitze 2 bis 3 Minuten andünsten, bis er weich ist.

4. Linsen abschütten und zusammen mit der Knochenbrühe in die Pfanne geben. Zum Kochen bringen und etwa eine Stunde lang auf kleiner Flamme köcheln lassen, bis sie weich sind. Eventuell Wasser ergänzen, damit die Linsen nicht trocken werden.

5. Vom Herd nehmen und 30 Minuten bei Raumtemperatur ziehen lassen.

6. Kollagen auf die Linsen streuen und in die warme Mischung einrühren.

7. Die Linsenmischung in eine Schüssel geben und 1 bis 2 Stunden in den Kühlschrank stellen, bis sie kalt ist.

8. Die verbleibenden 2 Esslöffel Olivenöl, Zitronensaft, Salz und Pfeffer hinzugeben und gut untermischen.

9. Tomaten und Petersilie unterheben und sofort servieren oder bis zum Verzehr in den Kühlschrank stellen.

Nährwert pro Portion

Eiweiß gesamt: 19 g	Kohlenhydrate: 34 g
Kollagenprotein: 6 g	Fett: 8 g
Kalorien: 260	Ballaststoffe: 6 g

Kartoffelbrei

Wahrscheinlich denken Sie bei Kartoffelbrei gleich an „Nahrung für die Seele", die keinen großen Nährwert besitzt. Aber bevor Sie die Kartoffel als schnöde Beilage abtun, sollten Sie vielleicht wissen, dass sie eine der besten Nahrungsquellen für Kalium ist und außerdem eine Menge Protein enthält! Kann man Kartoffelbrei durch die Zugabe von Kollagenprotein noch besser machen? Ja, kann man!

Menge: 8 Portionen à ⅔ Tasse | Zubereitungszeit: 45 Minuten

8–10 mittelgroße rotbraune Kartoffeln, geschält (etwa 900 Gramm)	½ Tasse Geflügel-Knochenbrühe (Raumtemperatur)
5 EL Kollagenpeptide	2 EL Butter
	1 TL Salz
	¼ TL schwarzer Pfeffer

1. Die Kartoffeln in einen großen Topf geben, mit Wasser bedecken und etwa 30 bis 45 Minuten kochen, bis sie gar sind. Schneiden Sie die Kartoffeln nicht in kleine Stücke, um den Kochvorgang zu beschleunigen, da auf diese Weise eine Menge wertvolles Kalium ins Wasser austritt.
2. Kartoffeln abschütten und mit einem Kartoffelstampfer stampfen.
3. Kollagenprotein in der Knochenbrühe auflösen.

4. Knochenbrühe, Butter, Salz und Pfeffer zu den Kartoffeln geben und gut unterrühren.

Nährwert pro Portion

Eiweiß gesamt: 8 g
Kollagenprotein: 5,5g
Kalorien: 175

Kohlenhydrate: 22 g
Fett: 7 g
Ballaststoffe: 8 g

Röstgemüse

Sie können für dieses Rezept nahezu jedes Gemüse verwenden, aber meine Favoriten sind Zucchini, Butternut-Kürbis, grüne und rote Paprika, Blumenkohl, Pastinaken, Karotten, Zwiebeln und Rosenkohl. Wenn Sie mehrere Gemüsesorten verwenden, sollten Sie darauf achten, die festeren Gemüsesorten in etwas kleinere Stücke zu schneiden als die weicheren, damit alles gleichzeitig gar ist.

Menge: 4 Portionen à 1 Tasse | Zubereitungszeit: 1 Stunde

6 Tassen gehacktes Gemüse
   nach Wahl
2 EL Rotweinessig
2 EL Olivenöl

¼ Tasse Kollagenpeptide
2 TL getrockneter Rosmarin
   oder ein anderes Würzkraut
Meersalz und schwarzer Pfeffer

1. Backofen auf 220°C vorheizen.
2. Gemüse auf einem großen Backblech verteilen. In einer kleinen Schüssel Rotweinessig, Olivenöl, Kollagenpeptide und getrockneten Rosmarin mit dem Schneebesen verrühren. Gut verquirlen, bis sich die Peptide komplett aufgelöst haben. Über dem Gemüse verteilen und gut vermischen.
3. Das Ganze 20 Minuten lang backen, dann aus dem Backofen nehmen und Gemüse einmal wenden.

4. Weitere 20 Minuten backen oder bis das Gemüse goldbraun und weich ist.

5. Das Gemüse mit der Soße servieren, die sich auf dem Backblech gebildet hat, und nach Belieben mit Meersalz und Pfeffer würzen.

Nährwert pro Portion

Eiweiß gesamt: 9 g

Kollagenprotein: 7 g

Kalorien: 123

Kohlenhydrate: 7 g

Fett: 7 g

Ballaststoffe: 3–5 g

Hauptgerichte

Ingwer-Hühnchen-Curry

Dies ist ein sehr einfaches und äußerst schmackhaftes Gericht. Sie können auf Wunsch statt des Hähnchenbrustfilets auch entbeinte Hühnerkeulen verwenden, das Entfernen der Haut ist ebenfalls optional.

Menge: 4 Portionen à 1¼ Tasse | Zubereitungszeit: 45 Minuten (plus 2–8 Stunden Marinierzeit)

2 EL fein gehackter frischer Ingwer
2 EL klein gehackter Knoblauch
1 EL rote Currypaste
1 Bund Koriander, gehackt
Saft einer 1 Limette
2 EL Olivenöl

450 Gramm Hühnerbrustfilet, in 2,5 cm große Würfel geschnitten
2 mittelgroße weiße Zwiebeln, gewürfelt
1 TL gemahlenes Kurkuma
1 Dose vollfette Kokosmilch (450 ml)
¼ Tasse Kollagenpeptide
½ TL Meersalz

1. In einer großen Schüssel Ingwer, Knoblauch, Currypaste, Limettensaft, die Hälfte des Korianders und 1 Esslöffel Olivenöl verrühren, bis sich eine Paste gebildet hat.

2. Mit den Hühnerbrustwürfeln vermischen und im Kühlschrank mindestens 2 Stunden marinieren (maximale Marinierzeit 8 Stunden).

3. Den verbleibenden Esslöffel Olivenöl in einer großen Pfanne bei mittlerer Temperatur erhitzen.

4. Zwiebeln hinzugeben und etwa 6 Minuten lang andünsten, bis sie weich sind. Kurkuma hinzugeben und eine weitere Minute dünsten.

5. Jetzt das marinierte Huhn für 5 Minuten mitbraten, bis es von außen gar ist.

6. Kokosmilch, Kollagenpeptide und Meersalz hinzugeben. Abdecken und 30 Minuten lang köcheln lassen, bis das Huhn durch ist und die Aromen sich vermengt haben.

7. Den restlichen Koriander untermischen und servieren.

Nährwert pro Portion

Eiweiß gesamt: 43 g	Kohlenhydrate: 14 g
Kollagenprotein: 7g	Fett: 15 g
Kalorien: 363	Ballaststoffe: 1,5 g

Hähnchenflügel mit Sesam-Glasur

Das ist eine schmackhafte Möglichkeit, um Hähnchenflügel zuzubereiten, die sich großartig als Lieferant von Kollagenprotein eignen, denn sie besitzen im Verhältnis nahezu ebenso viel Haut wie Fleisch. Hähnchenflügel sind bei Kindern sehr beliebt, denn auch kleine Kinder können sie schon gut selbst halten. Es ist also Zeit, einmal etwas anderes zu essen als Hähnchen-Nuggets!

**Menge: 4 Portionen à 3 Flügeln |
Zubereitungszeit: 45 Minuten**

½ Tasse natriumarme
  Sojasoße
5 cm großes Stück frischer
  Ingwer, geschält und klein
  gehackt
5 Knoblauchzehen, klein
  gehackt
2 frische rote Chilis, klein
  gehackt, oder 1 EL
  Paprikasoße

900 Gramm Hähnchenflügel
  (etwa 12 Flügel)
⅓ Tasse Ketchup
⅓ Tasse Reisweinessig
3 EL Honig oder Maissirup
¼ Tasse geschälte
  Sesamkörner
3 Frühlingszwiebeln, in feine
  Scheiben geschnitten

1. In einer mittelgroßen Schüssel Sojasoße, Ingwer, Knoblauch und Chilis (oder rote Paprikasoße) miteinander vermengen.

2. Die Hähnchenflügel hinzufügen und 15 Minuten marinieren. Dabei öfter umrühren und mit einer Gabel in das Fleisch stechen, damit die Marinade besser einzieht.

3. Backofen auf 220°C vorheizen (auf Umluft oder Umluft plus Grill, sofern verfügbar). Flügel auf ein mit Alufolie ausgelegtes Backblech oder auf Wunsch in eine leicht geölte, gerillte Bratenform legen. Flügel 10 Minuten rösten, dann wenden und weitere 5 bis 10 Minuten rösten. Die Flügel sollten vor dem Wenden gerade leicht goldbraun sein.

4. Währenddessen in einer kleinen Schüssel Ketchup, Reisweinessig und Honig oder Maissirup verrühren.

5. Backofentemperatur auf 230°C erhöhen. Hähnchenflügel mithilfe eines Bratenpinsels mit der Hälfte der Ketchup-Mischung bestreichen. Weitere 5 bis 10 Minuten rösten.

6. Flügel erneut wenden, mit der restlichen Ketchupmischung bestreichen und großzügig mit Sesamkörnern bestreuen. Weitere 5 bis 10 Minuten im Backofen belassen, bis die Körner leicht geröstet sind.

7. Flügel herausnehmen und auf einer Servierplatte arrangieren. Mit fein geschnittenen Frühlingszwiebeln bestreuen und servieren.

Nährwert pro Portion

Eiweiß gesamt: 26 g   Kohlenhydrate: 30 g
Kollagenprotein: Keine Angaben   Fett: 22 g
Kalorien: 415   Ballaststoffe: 1 g

Rindfleisch-Eintopf

Ein altbewährtes Rezept, das durch die Zugabe von Kollagenprotein und Rosenkohl noch besser wird. Wenn Sie dazu hausgemachte Brühe aus Rinderknochen (möglichst aus Weidehaltung) verwenden, ist es optimal. Doch wenn es Ihnen wie mir geht und Sie nicht immer die Zeit finden, alles selbst zu machen (vom Auftreiben guter Knochen ganz zu schweigen!), dann schadet es nicht, einige Packungen fertige Knochenbrühe im Vorratsschrank zu haben. Bei diesem Rezept werden gestampfte Kartoffeln verwendet, um die Suppe sämig zu machen, was vor allem für all jene gut ist, die Weizen oder Gluten meiden. Sollten Sie keine Kartoffeln im Haus haben, können Sie zum Eindicken auch 2 bis 3 Esslöffel Mehl verwenden. Andernfalls ist das Rezept gluten- und milchfrei.

Menge: 4 Portionen à 2¼ Tassen | Zubereitungszeit: 3½ Stunden (bis zu 8 bei Verwendung eines Schongarers)

1 EL Olivenöl   1½ Tassen grob gehackte
450 Gramm Rindfleischwürfel   weiße Zwiebeln
3 Tassen Knochenbrühe,   1 Tasse vorbereitete
  vorzugsweise vom Rind   gestampfte Kartoffeln

3 mittelgroße Karotten,
geschält und in Scheiben
von etwa 1 cm Dicke
geschnitten
1 TL getrockneten Thymian
1 TL Salz

¼ TL schwarzer Pfeffer
450 Gramm frischer
Rosenkohl, Stiel und äußere
Blätter entfernt
¼ Tasse Kollagenpeptide

1. In einem großen schweren Topf das Olivenöl bei mittlerer Temperatur 1 Minute erhitzen.
2. Jetzt die Rindfleischwürfel von allen Seiten leicht anbräunen.
3. Knochenbrühe hinzugeben und 2 bis 3 Stunden köcheln lassen, bis das Rindfleisch nahezu zart ist. Sie können auch alles in einen Schongarer geben und es 6 bis 8 Stunden bei mittlerer Hitze zubereiten.
4. Zwiebel, Karotten, Thymian, Salz und Pfeffer dazuzugeben und weitere 15 Minuten kochen.
5. Rosenkohl hinzugeben und nochmals 10 Minuten kochen.
6. Herd ausschalten, Kollagen auf die Oberfläche streuen und unter den Eintopf rühren.
7. Zerdrückte Kartoffeln hinzugeben, um den Eintopf vor dem Servieren einzudicken.

Nährwert pro Portion

Eiweiß gesamt: 38 g
Kollagenprotein: 12 g
Kalorien: 420

Kohlenhydrate: 34 g
Fett: 17 g
Ballaststoffe: 7 g

Italienische Hackbällchen

Ich lasse praktisch nie die Gelegenheit aus, ein Fleischbällchen zu probieren, wenn ich in einem guten italienischen Restaurant bin. Das ideale Hackbällchen sollte meiner Meinung nach saftig sein, eine feine Textur besitzen und eine Mischung unterschiedlicher Aromen verbinden – Knoblauch, Käse, Kräuter und natürlich Fleisch! Ich bevorzuge Hackbällchen mit Knoblauch, aber ohne Zwiebeln. Wenn Sie das Rezept um klein gehackte Zwiebeln ergänzen möchten, ist eine halbe Tasse wahrscheinlich ein guter Anfang.

Zusätzlich achte ich darauf, dass das Hackfleisch von Tieren aus Weidehaltung stammt. Wenn Sie Schweinefleisch meiden, können Sie auch reines Rinderhack verwenden. Der Speck ist kein Muss, kann aber dafür sorgen, dass die Fleischbällchen saftiger werden, gerade wenn das Rinderhack weniger als 20 Prozent Fett enthält. Sie können Rinderhack und Mett auf einem großen Schneidebrett mit einem Kochmesser zusätzlich fein hacken, wenn Sie bei Ihrem Metzger kein feines Hackfleisch bekommen. Ich lasse mein Hackfleisch ungern im Laden erneut durch den Fleischwolf wandern (weil dies das Risiko einer bakteriellen Verunreinigung erhöht), ansonsten ist aber auch das eine Möglichkeit. Je feiner das Fleisch fasciert ist, umso feiner ist die Textur der Fleischbällchen.

Dieses Rezept ist zwar weder gluten- noch laktosefrei, aber das lässt sich ändern: Ersetzen Sie die Buttermilch durch ⅓ Tasse Knochenbrühe und den Parmesan durch ½ Tasse fein gehackte gekochte Pilze. Ich stelle in der Küchenmaschine aus glutenfreiem Brot, das ich im Ofen getrocknet habe, meine eigenen glutenfreien Semmelbrösel her.

Menge: 8 Hackbällchen (à 60 Gramm) | Zubereitungszeit: 90 Minuten

½ Tasse Knochenbrühe oder Rinder- bzw. Geflügelbrühe, Raumtemperatur

2 EL geschmacksneutrales Gelatinepulver

⅓ Tasse Buttermilch (oder ¼ Tasse mit Wasser verlängerter Naturjoghurt)

1 Tasse Semmelbrösel

450 g Rinderhack

450 g Mett

4 TL frischer Knoblauch, fein gehackt

½ Tasse geriebener Parmesan

3 Scheiben dick geschnittener Speck, gehackt

2 TL Meersalz

2 große Eier plus 2 zusätzliche Eigelb

2 TL italienische Gewürzmischung

2 EL glatte Petersilie, fein gehackt

1. Knochen- oder Fertigbrühe in eine mikrowellengeeignete Tasse geben und die Gelatine darüber streuen. 5 Minuten ziehen lassen, damit die Gelatine die Flüssigkeit aufsaugen kann, dann für 90 Sekunden in die Mikrowelle stellen, damit sie sich auflöst. Die Mischung umrühren und die Tasse für 15 bis 30 Minuten in Eiswasser oder den Kühlschrank stellen, bis die Gelatine erstarrt ist. Sobald sie fest genug ist, in kleine Stückchen schneiden, ohne sie aus der Tasse zu nehmen. Die Gelatine wird der Fleischmischung später als letzte Zutat hinzugefügt.

2. Backofen auf 220°C vorheizen und eine schwere Kasserolle oder ofenfeste Bratpfanne fetten.

3. In einer großen Schüssel Buttermilch und Semmelbrösel vermengen und 5 Minuten ruhen lassen, bis sich die Semmelbrösel mit Flüssigkeit vollgesogen haben. Mit einer Gabel durchquetschen, damit sich keine größeren Klumpen bilden.

4. Das Fleisch und die restlichen Zutaten mit den Händen oder einem stabilen Holzlöffel unter die Semmelbrösel mischen und die Zutaten gut miteinander vermengen. Zum Schluss die Stückchen gelierter Brühe hinzugeben. Aus der Mischung feste Bällchen von etwa 7 cm Durchmesser formen, auf Wunsch auch kleiner. Die Gelatinestücke ragen eventuell ein wenig heraus. Versuchen Sie, sie in die Mitte der Bällchen zu schieben.

5. Die Hackbällchen in die vorbereitete Kasserolle legen und 20 bis 30 Minuten backen, je nach Größe der Bällchen. Mit einem Fleischthermometer testen, ob sie durch sind – es sollte 65°C anzeigen. Ich stelle bei meinem Backofen immer Umluft mit Oberhitze ein, was die Zubereitungszeit verkürzt. Wenn die Hackbällchen fertig sind, wird sich etwas Saft in der Kasserolle angesammelt haben. Diesen nicht wegschütten! Sie können ihn für eine Tomatensoße oder zum Würzen von Reis, Nudeln oder einer Suppe verwenden.

Mit dem Rezept lässt sich auch ein leckerer Hackbraten zubereiten. Dazu die Masse mindestens eine Stunde lang bei 190°C in den Ofen geben. Ich verwende dafür eine Napfkuchenform, da so auch die Mitte gar wird, ohne dass das Äußere zu braun wird.

Nährwert pro Fleischbällchen

Eiweiß gesamt: 24 g
Kollagenprotein: 3 g
Kalorien: 360

Kohlenhydrate: 11 g
Fett: 21 g
Ballaststoffe: <1 g

Kabeljau auf kreolische Art

Sie mögen keinen Kabeljau oder finden, er schmeckt nach nichts, wenn er nicht paniert und frittiert wurde? Auch wenn die „Fish'n'Chips" aus einem typisch englischen Pub durchaus ihren Reiz haben, fand ich die Zubereitung von Kabeljau zu Hause immer eher langweilig. Doch das war, bevor ich dieses einfache und aromatische Gericht fand! Die Geheimzutaten sind das geräucherte Paprikagewürz und die fermentierte Fischsoße. Mein Mann fragt sich oft, ob ein Rezept Speck oder Andouille-Wurst enthält, wenn bei mir geräuchertes Paprikagewürz zum Einsatz kommt, aber keineswegs! Die Vielseitigkeit fermentierter Fischsoße lernte ich auf einer Konferenz an der Oxford University kennen, bei der es darum ging, wie die Römer in der Antike Fisch und Meeresfrüchte zubereiteten. Fischsoße verbessert den Geschmack nahezu aller Lebensmittel und der „fischige" Geschmack und Geruch legen sich nach dem Erhitzen. Übrig bleiben Aromen und Nährstoffe. Denken Sie daran, bei Verwendung von Fischsoße nur sehr sparsam zu salzen oder eventuell sogar ganz auf Salz zu verzichten.

Menge: 4 Portionen à 120 Gramm | Zubereitungszeit: 45 Minuten

450 Gramm tiefgefrorenes oder frisches isländisches oder anderes Kabeljaufilet	2–3 Knoblauchzehen, klein gehackt (etwa 1 EL)
2 EL Olivenöl, *extra vergine*	10–12 Okraschoten, halbiert
1 mittelgroße Zwiebel, grob gehackt	1 Dose stückige Tomaten (480 g), mit Flüssigkeit
1 grüne Paprika, grob gehackt	¾ TL geräucherte Paprika
	2 Lorbeerblätter, zerdrückt
	2–3 TL fermentierte Fischsoße

½ TL Salz (optional)
Einige Spritzer scharfe
Pfeffersoße (optional)

¼ Tasse Kollagenpeptide
Gekochter Reis als Beilage

1. Die Kabeljaufilets auftauen lassen, falls tiefgefrorene verwendet werden (am besten einen Tag lang im Kühlschrank). In etwa 5 cm große Stücke zerteilen, dann beiseite stellen.
2. Olivenöl in einer großen Bratpfanne erhitzen. Zwiebel hinzugeben und bei mittlerer Hitze 3 Minuten andünsten.
3. Grüne Paprika und Knoblauch hinzugeben und weitere 5 Minuten dünsten.
4. Okraschoten, Tomaten, Paprikagewürz und Lorbeerblätter hinzugeben. Abdecken und bei geringer Hitze 10 bis 15 Minuten köcheln lassen. Gegebenenfalls Wasser hinzugeben, damit die Zutaten bedeckt sind, wenn die verwendeten Tomaten nicht viel Flüssigkeit haben.
5. Kabeljaustücke vorsichtig unterheben, und weitere 5 bis 10 Minuten bei niedriger Hitze köcheln lassen, bis der Fisch eine feste Konsistenz hat und anfängt, flockig zu werden. Achten Sie darauf, den Fisch nicht zu lange zu kochen.
6. Fischsoße, Salz, scharfe Soße und Kollagenpeptide einrühren und eine weitere Minute lang köcheln lassen. Mit warmem Reis servieren.

Nährwert pro Portion

Eiweiß gesamt: 35 g
Kollagenprotein: 7 g
Kalorien: 252

Kohlenhydrate: 10 g
Fett: 8 g
Ballaststoffe: 3 g

Einfaches Lachsfilet aus der Pfanne

Die meisten Menschen essen die Haut nicht mit, wenn sie Lachs essen. Das ist schade, denn sie ist sehr nahrhaft und eine großartige Quelle für Kollagenprotein! Um das beste Verhältnis von Kollagen zu Muskelfleisch zu erhalten, bitten Sie Ihren Fischhändler, Stücke von 120 bis 180 Gramm aus dem hinteren Bereich des Lachsfilets zu schneiden. Das ist meist kein Problem, weil die meisten Kunden eher die dickeren Filets in Richtung Fischkopf bevorzugen. Der Koriander in diesem Rezept ist kein Muss, ich mag einfach die Kombination mit dem Lachs. Wenn Sie noch nie Lachs mit einer knusprigen Haut probiert haben, steht Ihnen eine echte kulinarische Offenbarung bevor!

Menge: 4 Portionen à 150 Gramm | Zubereitungszeit: 25 Minuten

4 Lachsfilets samt Haut (120–180 g), vorzugsweise vom Schwanzende
1 TL grobes Salz
½ TL grob gemahlener schwarzer Pfeffer

½ TL gemahlener Koriander (optional)
1–2 EL Erdnuss- oder Traubenkernöl oder Ghee

1. Lachshaut auf eventuell noch nicht entfernte Schuppen untersuchen. Dazu mit der stumpfen Seite eines Messers vom Schwanzende Richtung Kopf über die Haut gehen.
2. Lachsfilets mit Küchenpapier gut abtupfen, um überschüssige Flüssigkeit zu entfernen. Auf beiden Seiten mit Salz, Pfeffer und gegebenenfalls Koriander würzen, dann 5 bis 10 Minuten ziehen lassen.
3. Öl oder Ghee in einer großen gusseisernen oder anderen schweren Bratpfanne (keine antihaftbeschichtete Pfanne

verwenden) bei mittelhoher Temperatur erhitzen, bis es flirrt. Hitze auf mittel bis niedrig zurückstellen und dann ein Lachsfilet mit der Haut nach unten in die Bratpfanne legen.

4. Mithilfe eines Pfannenwenders 10 Sekunden lang fest andrücken, damit die Haut sich nicht wölbt. Die verbleibenden Filets eines nach dem anderen hinzufügen und dabei jedes 10 Sekunden lang herunterdrücken.

5. Weiterhin scharf anbraten, dabei die Filets ab und an leicht andrücken, um einen guten Kontakt zur Pfanne sicherzustellen, bis die Haut sich leicht vom Pfannenboden lösen lässt (etwa 4 Minuten). Klebt sie noch am Pfannenboden beim Versuch, das Filet anzuheben, weiter anbraten, bis sie sich lösen lässt.

6. So lange weiter braten, bis der Lachs fester wird und seine Glasigkeit verliert (10 bis 15 Minuten insgesamt).

7. Mithilfe eines Pfannenwenders und gegebenenfalls einer Gabel wenden und auf der anderen Seite weitere 30 Sekunden braten. Aus der Pfanne nehmen und sofort servieren.

Nährwert pro Portion

Eiweiß gesamt: 30 g
Kollagenprotein: Keine Angaben
Kalorien: 245

Kohlenhydrate: 0 g
Fett: 13 g
Ballaststoffe: 0 g

Gebackene Falafel

Zu College-Zeiten war ich Vegetarierin und absolut verrückt nach Falafel. Ich mochte den Geschmack und dachte, dass Falafel mit Pitabrot, Salat, Tomaten und Tahini-Soße eine supergesunde Mahlzeit wären. Dann wurde mir bewusst, wie viel Öl sie aufsogen und wie ungesund die meisten Frittieröle waren, also stellte ich meinen Falafelkonsum ein. Da ich sie immer noch äußerst lecker und als Mahlzeit oder Snack großartig finde, habe ich ein einfaches und nahrhaftes Rezept für Falafel entwickelt, die mit Olivenöl bestrichen und dann gebacken werden, um die Gesundheitsprobleme zu vermeiden, die mit dem Frittieren bei sehr hohen Temperaturen einhergehen. Durch die Zugabe von hydrolysiertem Kollagen enthalten sie einen zusätzlichen Proteinkick.

Bitte beachten Sie, dass im Rezept eingeweichte getrocknete Kichererbsen angegeben sind. Ersetzen Sie sie bitte nicht durch vorgekochte Kichererbsen oder solche aus der Dose, weil das Ergebnis nicht das gleiche sein wird. Auch ist glutenfreies Mehl für dieses Rezept nicht gut geeignet. Das Aroma des Kreuzkümmels ist voller, wenn er vor dem Hinzufügen kurz in Olivenöl erhitzt wird. Mit dem Zitronen-Tahini-Dip (siehe Seite 220), Salat, Tomaten, Oliven und in feine Ringe geschnittener roter Zwiebel in Pita-Taschen servieren.

Menge: 6 Portionen à 3 Falafel | Zubereitungszeit: 45 Minuten, plus Einweichzeit

1 Tasse getrocknete Kichererbsen	¼ TL Cayennepfeffer oder einige Spritzer Chilisoße
3 EL Zitronensaft	6 EL Sesamkörner
4 Knoblauchzehen	½ Bund glatte Petersilie
1 TL gemahlenen Kreuzkümmel	6 EL Kollagenpeptide
1½ TL Salz	1 TL Backpulver
½ TL schwarzer Pfeffer	2–3 Esslöffel Weizenmehl
	¼ Tasse Olivenöl, zum Bestreichen

1. Einen Tag vorher: Kichererbsen abspülen, in eine große Schüssel geben und mit der doppelten Menge an Wasser

bedecken, da sie aufquellen. Über Nacht bei Raumtemperatur einweichen lassen.

2. Am Tag der Zubereitung Backofen auf 225°C vorheizen und ein Backblech mit Öl bestreichen oder ein normales mit Backpapier auslegen und dieses fetten.

3. Kichererbsen gut abgießen und dann zusammen mit den restlichen Zutaten (mit Ausnahme des Olivenöls) in die Küchenmaschine geben. Ausreichend Mehl hinzugeben, damit der Teig zusammenhält. Durchmixen, bis alles gut zerkleinert ist und die Masse zu einem Teig geworden ist. Die Konsistenz sollte in etwa der von Grießbrei entsprechen.

4. Aus der Masse 18 Bällchen (von etwa 3–4 cm Durchmesser) formen und dann zu 5 cm großen Scheiben flach drücken.

5. Die Falafel auf das vorbereitete Backblech setzen und die Oberfläche mit Olivenöl bepinseln.

6. Rund 25 bis 30 Minuten backen, dabei nach 15 Minuten wenden und erneut mit Öl bepinseln, damit beide Seiten eine leichte Bräune annehmen. Sie können die Falafel alternativ auch in einer kleinen Menge Öl bei mittlerer Hitze in einer Pfanne braten und sie nach 10 Minuten wenden, wenn sie leicht gebräunt sind. Dann weitere 10 Minuten auf der anderen Seite braten.

Nährwert pro Portion

Eiweiß gesamt: 22 g
Kollagenprotein: 8 g
Kalorien: 400

Kohlenhydrate: 49 g
Fett: 14 g
Ballaststoffe: 12 g

Kokos-Kichererbsen-Curry

Mein Mann gerät bei diesem Gericht regelmäßig ins Schwärmen und ich denke, auch Sie werden begeistert sein! Sie können das Curry als Suppe servieren oder zusammen mit Reis als Hauptgericht. Wenn Sie mögen, können Sie gewürfeltes Hähnchenfleisch hinzugeben, um den Proteingehalt zu erhöhen. Kichererbsen sind leichter zu verdauen als die meisten anderen Hülsenfrüchte und aufgrund ihres milden nussigen Geschmacks nehmen sie leicht die Aromen der anderen Zutaten an.

Achten Sie darauf, getrocknete Kichererbsen zu verwenden und vergewissern Sie sich, dass diese relativ frisch sind, damit sie nach dem ersten Kochen auch weich werden. Getrocknete Kichererbsen, Bohnen oder Linsen sollten Sie nie länger als ein Jahr lagern, weil sie dann selbst nach mehreren Stunden Kochzeit eine unangenehm feste Konsistenz behalten.

Menge: 8 Portionen à ⅔ Tasse | Zubereitungszeit: 45–75 Minuten

2 EL Ghee oder Kokosöl	1 TL Salz
1 Tasse grob gehackte Zwiebel	5 EL Kokoscremepulver,
2 Tassen Geflügel-	aufgelöst in einer ½ Tasse
Knochenbrühe	heißem Wasser
4 Tassen gekochte	¼ Tasse hydrolysiertes
Kichererbsen oder	Kollagen
Kichererbsen aus der Dose,	½ Tasse frisch gehackter
abgeschüttet	Koriander
2 EL rote Currypaste	Frisch gepresster Limettensaft

1. In einem großen schweren Topf das Ghee bei mittlerer Hitze schmelzen lassen. Dann die Zwiebeln hinzugeben und 5 bis 10 Minuten andünsten, bis sie glasig und an den Rändern leicht gebräunt sind.
2. Brühe, Kichererbsen, Currypaste und Salz hinzugeben und bei geringer Hitze 15 bis 60 Minuten köcheln lassen. Je länger das Curry köchelt, umso mehr Aroma bekommen die Kichererbsen.
3. Aufgelöstes Kokoscremepulver hinzugeben und weitere 5 Minuten köcheln lassen, Herd ausschalten.
4. Das Kollagen löffelweise auf das heiße Curry streuen und gut unterrühren.
5. Vor dem Servieren auf Wunsch mit frischem Koriander bestreuen und einen Schuss Limettensaft darüber geben.

Nährwert pro Portion

Eiweiß gesamt: 14 g
Kollagenprotein: 6 g
Kalorien: 220

Kohlenhydrate: 26 g
Fett: 7 g
Ballaststoffe: 12 g

Snacks und Desserts

Kürbiskern-Schoko-Proteinriegel

Ich bin stets auf der Suche nach gesunden Snacks, die leicht herzustellen und gut zu transportieren sind. Das Angebot an Proteinriegeln auf dem Markt ist riesig, doch auch wenn einige sehr gut sind, enthalten andere Zutaten, die ich lieber meide. Es gibt zudem nur wenige Riegel, die Kollagenprotein enthalten, und leider enthalten manche auch hohe Mengen an fermentierbaren Ballaststoffen, die bei einigen Menschen zu Blähungen führen können. Dieses Rezept hingegen enthält keine größeren Mengen potenziell problematischer Ballaststoffe.

Menge: 12 Riegel | Zubereitungszeit: 30 Minuten

Für die Riegel:
1 Tasse Kürbiskerne (oder eine beliebige Mischung aus Kernen und Nüssen)
1 Tasse ungesüßte Kokosraspel
½ Tasse flüssiges Kokosöl
½ Tasse Kollagenpeptide
¼ Tasse reiner Ahornsirup
½ TL Salz
1 TL Vanilleextrakt

Für den Überzug:
⅓ Tasse Kokosöl
¼ Tasse ungesüßtes Kakaopulver
¼ TL Salz
1 EL Ahornsirup
¼ TL Vanilleextrakt

1. Kürbiskerne, Kokosraspel und Kokosöl in der Küchenmaschine 5 bis 10 Minuten mixen, bis sich eine glatte Masse ergibt, dabei immer wieder Masse mit einem Spatel von den Seiten in die Mitte bringen.
2. Kollagenpeptide, Ahornsirup, Salz und Vanille mit der Pulse-Funktion untermischen.
3. Eine 20 x 20 cm große quadratische Metallform mit leicht geöltem Backpapier auslegen und die Mischung einfüllen. 20 Minuten in den Gefrierschrank geben, bis die Mischung fest ist, aber bei Druck noch leicht nachgibt.
4. In einer kleinen mikrowellengeeigneten Schüssel alle Zutaten für den Überzug vermischen. 20 Sekunden in die Mikrowelle stellen, um das Kokosöl zu erwärmen und zu schmelzen. Umrühren, bis eine glatte Masse entsteht.
5. In der Form den Block in zwölf Riegel schneiden und mit der Schokoladenmischung überziehen.
6. Auskühlen lassen, bis der Schokoladenüberzug fest ist. In einem luftdichten Behälter im Kühlschrank aufbewahren.

Nährwert pro Riegel

Eiweiß gesamt: 8 g	Kohlenhydrate: 11 g
Kollagenprotein: 3 g	Fett: 25 g
Kalorien: 220	Ballaststoffe: 3 g

Schokoladen-Kokos-Chia-Pudding

Ich liiieeebe diesen „Pudding". Er ist unglaublich schnell zubereitet und genau richtig, wenn uns der Heißhunger nach etwas packt, das kalt und nahrhaft ist. Außerdem ist dieses Rezept frei von Gluten, Milchprodukten und Eiern und erfordert kein Kochen! Chiasamen halten den Darm dank ihrer glibberigen Oberfläche und des hohen Gehalts an Ballaststoffen sozusagen in Bewegung. Sie enthalten zudem Omega-3-Fette und Kalzium, was allerdings weniger ein Gesichtspunkt ist, da wir ganze Chiasamen nicht komplett verdauen. Die Kakaonibs sind kein Muss, verleihen dem Pudding aber einen netten Schokoladensplitter-Touch.

Menge: 6 Portionen à ½ Tasse | Zubereitungszeit: 10 Minuten, plus 12 Stunden Quellzeit

¼ Tasse Kokosblütenzucker oder Naturhonig

¼–½ Tasse heißes Wasser

¼ Tasse Kakaonibs (optional)

1 Dose Kokosmilch (400 g)

6 EL hydrolysiertes Kollagen oder Kollagenpeptide

1 TL Mandel- oder Vanilleextrakt

1 Prise Salz

½ Tasse Chiasamen

1 Tasse geschnittene frische Früchte nach Wahl (Ananas, Erdbeeren, Himbeeren, Bananen)

Gehackte Mandeln, Pekannüsse oder Walnüsse als Topping (optional)

1. Bei Verwendung von Kokosblütenzucker den Zucker in ½ Tasse heißem Wasser auflösen und gegebenenfalls die Kakaonibs hinzufügen. 30 Minuten ziehen lassen. Bei Verwendung von Honig diesen mit ¼ Tasse Wasser verrühren und zusammen mit den Kakaonibs (sofern verwendet) 20 bis 30 Sekunden in der Mikrowelle erhitzen oder kurz auf dem Herd erwärmen.

2. Kokosmilch, Kollagen, den vorbereiteten Zucker oder Honig, Mandel- oder Vanilleextrakt, Salz und Chiasamen in eine mittelgroße Schüssel geben und gut verrühren. Über Nacht im Kühlschrank stehen lassen, damit die Chiasamen aufquellen und die Mischung eindicken kann.

3. Mit Früchten servieren oder für ein Parfait Pudding und Früchte abwechselnd schichten. Vor dem Servieren mit gehackten Nüssen bestreuen.

Nährwert pro Portion

Eiweiß gesamt: 10 g

Kollagenprotein: 5 g

Kalorien: 305

Kohlenhydrate: 16 g

Fett: 23 g

Ballaststoffe: 7 g

Schokoladen-Avocado-Toffee

Ein Mix aus Superfoods, der jeden Heißhunger auf Schokolade stillt.

Menge: 16 Rechtecke | Zubereitungszeit: 75 Minuten

1 mittelgroße Avocado

⅓ Tasse Mandelmus

⅓ Tasse Ahornsirup

½ TL Mandelextrakt

½ Tasse ungesüßtes
   Kakaopulver

½ Tasse Kollagenpeptide

⅛ TL Salz

1. Alle Zutaten rund 5 Minuten in einer Küchenmaschine verarbeiten, bis eine glatte Masse entstanden ist.
2. Eine 20 x 20 cm große Metallform mit leicht geöltem Backpapier auslegen und die Mischung einfüllen. Ein weiteres geöltes Stück Backpapier auf die Masse legen und diese flach drücken, damit sie sich gleichmäßig verteilt.
3. Form für mindestens 1 Stunde in den Gefrierschrank geben oder bis die Masse halbwegs fest ist.
4. Mithilfe des Backpapiers aus der Form heben und auf einen Schneideblock setzen.
5. Toffee in 16 Rechtecke schneiden. In einem luftdichten Behälter im Kühlschrank aufbewahren.

Nährwert pro Rechteck

Eiweiß gesamt: 5 g	Kohlenhydrate: 8 g
Kollagenprotein: 3 g	Fett: 5 g
Kalorien: 80	Ballaststoffe: 2 g

Kokos-Kollagen-Kekse

Mein Mann und ich sind begeisterte Radfahrer und machen oft längere Touren, bei denen ein Snack zwischendurch immer willkommen ist. Diese gluten- und laktosefreien „Kekse" sind großartig, um schnell Energie nachzutanken. Wir haben bereits viele Protein- beziehungsweise Energieriegel ausprobiert und leider festgestellt, dass sie aufgrund der darin enthaltenen unverdaulichen Kohlenhydrate oft aufblähen. Zwar sind auch in meinem Rezept Ballaststoffe enthalten, die Gefahr von Blähungen und Verdauungsproblemen ist bei diesen jedoch wesentlich geringer.

Die Kekse eignen sich auch hervorragend als kleiner Snack für Kinder. Sie sind nicht zu süß und haben ein leichtes Schokoladenaroma. Wenn Ihr Kind unter einer Nussallergie leidet, können Sie das Mandelmus durch Sonnenblumenmargarine ersetzen und zusätzlich 4 Esslöffel Schokostückchen hinzufügen.

Achten Sie bei den Bananenchips darauf, dass sie Kokosöl enthalten.

Menge: 6 Portionen à 2 Kekse |
Zubereitungszeit: 55 Minuten

1 Tasse gesüßte Bananenchips
½ Tasse Schoko-Mandel-
   Aufstrich oder ein anderes
   Nussmus
½ Tasse ungesüßte
   Kokosraspel

¼ Tasse marine
   Kollagenpeptide
1 Eiweiß von einem
   extragroßen Ei
⅛ TL Salz

1. Backofen auf 120°C vorheizen.
2. Bananenchips in einer Küchenmaschine grob pulverisieren. Restliche Zutaten hinzufügen und verarbeiten, bis die Mischung sich von den Seiten löst und ein Teig entsteht.
3. Masse zu 12 gleich großen Bällchen formen, auf ein beschichtetes Backblech oder in die Aushöhlungen einer Muffinform setzen und zu Keksen flach drücken. 30 Minuten backen, bis sie hellbraun sind. Abkühlen lassen.
4. Die Kekse halten sich einige Tage bei Raumtemperatur, sollten aber vorzugsweise im Kühlschrank aufbewahrt werden.

Nährwert pro Portion

Eiweiß gesamt: 7 g
Kollagenprotein: 5 g
Kalorien: 260

Kohlenhydrate: 21 g
Fett: 17 g
Ballaststoffe: 3 g

Kokos-Pekan-Toffee mit Proteinpower

Ich muss zugeben, dass es sich hier um eine Süßigkeit handelt, aber es ist eine gesunde! Sobald ich das richtige Verhältnis der Zutaten herausgefunden hatte – mein Ziel war, es wie einen leicht süßen und nussigen Buttertoffee schmecken zu lassen –, konnte ich nicht glauben, wie sehr der Geschmack mich an meine Lieblingskaramellsorte erinnerte.

Die natürliche Süße stammt von den Datteln und Kokosraspeln, es wird kein Zucker zugesetzt. Da sowohl Kollagen- als auch Molkenprotein enthalten ist, können Sie von den Vorzügen beider Proteine profitieren!

Menge: 16 Kugeln | Zubereitungszeit: 20 Minuten

⅓ Tasse Kokosöl
1 Tasse Pekannusshälften
½ Tasse entsteinte Datteln (etwa 16)
½ Tasse Erdnuss- oder Mandelmus
⅓ Tasse Kokosraspel

½ Tasse hydrolysiertes Kollagen
½ Tasse Molkenprotein mit Schokogeschmack
2 TL Mandel- oder Vanilleextrakt
⅛ TL Salz

1. Kokosöl, Pekannüsse, Datteln, Erdnuss- oder Mandelmus und Kokosraspel in der Küchenmaschine vermengen, bis eine krümelige Masse entsteht.
2. Kollagen und Molkenprotein, Mandel- oder Vanilleextrakt und Salz hinzugeben und etwa 3 Minuten verarbeiten, bis der Teig sich von den Seiten löst.
3. Zu 16 Kugeln von etwa 3 cm Durchmesser formen und im Kühlschrank aufbewahren.

Nährwert pro Kugel

Eiweiß gesamt: 6 g
Kollagenprotein: 1,2 g
Kalorien: 200

Kohlenhydrate: 10 g
Ballaststoffe: 2 g
Fett: 15 g

Fruchtgummis aus Kräutertee oder Fruchtsaft

Verwenden Sie eine beliebige Teesorte, die Sie gerne mögen oder die Ihnen gut tut, z B. Matcha, Rooibos oder Kamille.

Menge: 10 Fruchtgummis | Zubereitungszeit: 15 Minuten (plus 4 Stunden Auskühlzeit)

3 EL geschmacksneutrales Gelatinepulver
½ Tasse kaltes Wasser
1 Tasse konzentrierter Kräutertee, mit 5–6 Teebeuteln aufgebrüht, oder ½ Tasse ungesüßter Fruchtsaft und eine ½ Tasse Wasser
2 EL Honig

1. In einem kleinen Kochtopf die Gelatine über die ½ Tasse Wasser streuen und gut einrühren. 3 bis 5 Minuten ruhen lassen.
2. Kräutertee (oder Fruchtsaft-Wasser-Mischung) hinzugeben und bis kurz vor dem Kochen erhitzen, damit die Gelatine sich auflöst.
3. Auf Raumtemperatur abkühlen lassen und den Honig unterrühren. So bleiben die guten Eigenschaften von Naturhonig erhalten. Wenn Sie pasteurisierten Honig verwenden, können Sie ihn auch direkt in die heiße Flüssigkeit geben.
4. In Eiswürfelformen oder eine Glasschale geben und in den Kühlschrank stellen, bis die Masse fest ist.
5. Vor dem Servieren in Stücke von 2,5 bis 3 cm Größe schneiden.
6. Im Kühlschrank aufbewahren. Dort halten sie sich etwa 1 Woche (aufgrund des geringeren Zuckeranteils nicht so lange wie fertige Gelatineprodukte).

Nährwert pro Gummi

Eiweiß gesamt: 2 g	Kohlenhydrate: 5 g
Kollagenprotein: 2 g	Fett: 0 g
Kalorien: 20	Ballaststoffe: 0 g

Saure Fruchtgummis

Mögen Ihre Kinder fruchtige Süßigkeiten zum Kauen? Warum stellen Sie nicht Ihr eigenes Fruchtgummi her, das Sie ihnen mit gutem Gewissen geben können?

Menge: 6 Portionen à 2 Fruchtgummis | Zubereitungszeit: 30 Minuten (plus 2 Stunden Abkühlzeit)

2½ Tassen ungesüßte Tiefkühlfrüchte wie Erdbeeren, Pfirsiche und Mangos	1 Prise Salz
	3½ EL geschmacksneutrales Gelatinepulver
Saft einer Zitrone plus Wasser, insgesamt ⅔ Tasse	2–3 EL Honig oder Zucker*

* Wenn Ihr Kind unter einem Jahr alt ist, den Honig durch Zucker ersetzen.

1. Gelatine in Zitronensaft und Wasser einrühren und 3 bis 5 Minuten quellen lassen.
2. Früchte in einen mittelgroßen Topf geben und Gelatinemischung und Salz unterrühren. Bei mittlerer Hitze etwa 10 Minuten lang kontinuierlich rühren, bis die Mischung anfängt leicht zu simmern und die Gelatine sich aufgelöst hat.
3. Herd ausschalten und die Masse etwa 15 Minuten abkühlen lassen.
4. Honig oder Zucker einrühren, bis sie sich aufgelöst haben.

5. Warme Mischung in einen Standmixer geben und mit der Pulse-Funktion etwa 30 Sekunden durchmixen, bis sie glatt ist. Nicht zu stark mixen, weil dadurch zu viele Luftblasen entstehen.

6. Mischung in leicht geölte Silikon-Eiswürfelformen füllen oder in eine rechteckige Glasform.

7. Für 2 Stunden in den Gefrierschrank geben, dann aus der Eiswürfelform nehmen beziehungsweise den ganzen Block in Würfel schneiden. Im Kühlschrank halten sich die Fruchtgummis bis zu einer Woche.

Nährwert pro Portion

Eiweiß gesamt: 2 g

Kollagenprotein: 2 g

Kalorien: 65

Kohlenhydrate: 15 g

Fett: 1 g

Ballaststoffe: 0 g

SMOOTHIES

Molke-Kollagenprotein-Smoothie

Dies ist ein sehr vielseitiges Grundrezept, auf dessen Basis Sie Dutzende verschiedener Smoothies herstellen können, indem Sie die Geschmacksrichtung des Molkenproteins, die Tiefkühl-Früchte oder die Art des verwendeten Fetts verändern. Eine der besten Möglichkeiten, um für einen optimalen Glutathion-Spiegel zu sorgen (unser wichtigstes Antioxidans), ist der Verzehr von glycinreichem Kollagenprotein. Hochwertiges Molkenprotein, das reich an der Aminosäure Cystein ist, fördert die Glutathion-Produktion zusätzlich.

Dieses einfache Rezept kombiniert Kollagen und Molke. Es enthält außerdem Kefir, ein fermentiertes Milchprodukt, das bei der Kollagenaufnahme helfen kann. Wählen Sie ein Molkenprotein in Ihrer Lieblingsgeschmacksrichtung – Schokolade, Erdbeere, Vanille oder auch geschmacksneutral. Wenn Sie sich für letztere Variante entscheiden, sollten Sie eventuell als Geschmacksverstärker ein natürliches Süßungsmittel wie Stevia oder Honig hinzugeben. Falls Sie gerade eine Diät machen, ist dies der perfekte Start in den Tag. Außerdem ist der Smoothie bestens geeignet, wenn Sie schnell einen Energieschub benötigen und stellt natürlich auch eine perfekte Ergänzung zum sportlichen Training dar!

Menge: 1 Portion | Zubereitungszeit: 10 Minuten

1 leicht gehäufter Esslöffel
Kollagenpeptide
1 Tasse gehackte TK-Früchte
(oder 1 kleine gefrorene
Banane)
½ Tasse Kefir oder Joghurt
(mit oder ohne Geschmack)
1 EL Kokosöl (oder 1 Esslöffel
Nussmus oder ¼ einer
großen, reifen Avocado)

6–8 Eiswürfel
1 Handvoll Babyspinat
(optional)
3 leicht gehäufte Esslöffel kalt
verarbeitetes, nicht denaturiertes Molkenprotein aus Weidehaltung

1. Alle Zutaten bis auf das Molkenprotein in einen Standmixer geben und so lange mixen, bis eine glatte Flüssigkeit entsteht (3 bis 5 Minuten, je nach Leistung des Mixers).
2. Molkenprotein hinzugeben und weitere 30 bis 60 Sekunden mixen. Durch die kürzere Mixzeit wird das fragile cysteinhaltige Protein in der Molke geschützt.
3. Sofort verzehren oder 30 Minuten lang einfrieren und dann wie ein Softeis essen.

Nährwert pro Portion

Eiweiß gesamt: 30 g
Kollagenprotein: 6 g
Kalorien: 350

Kohlenhydrate: 42 g
Fett: 7 g
Ballaststoffe: 3 g

Ananas-Kokos-Smoothie

Dieser Smoothie schmeckt fast wie eine Piña Colada mit dem zusätzlichen Vorteil eines Nährstoffturbos durch das Kollagenprotein. Es handelt sich um ein laktosefreies Rezept. Sie können den Kokos- oder Mandelmilchjoghurt aber auch durch normalen Joghurt ersetzen.

Menge: 2 Portionen | Zubereitungszeit: 10 Minuten

1½ Tassen gefrorene Ananasstücke	4 leicht gehäufte EL Kollagenpeptide
¾ Tasse vollfette Kokosmilch	180 g Kokos- oder
2 EL Honig	Mandelmilchjoghurt

1. Alle Zutaten in einen Standmixer geben und so lange mixen, bis eine glatte Flüssigkeit entsteht (3 bis 5 Minuten, je nach Leistung des Mixers).
2. Sofort verzehren oder 30 Minuten lang einfrieren und dann wie ein Softeis essen.

Nährwert pro Portion

Eiweiß gesamt: 20 g	Kohlenhydrate: 50 g
Kollagenprotein: 18 g	Ballaststoffe: 3 g
Kalorien: 450	Fett: 7 g

Blaubeer-Kollagen-Smoothie

Dieser aromareiche Smoothie enthält keine Milchprodukte, ist glutenfrei und für eine Paleo-Ernährung geeignet. Er enthält jede Menge Kalium, also einen Mineralstoff, von dem die meisten von uns zu wenig bekommen. Das Mandelmus sorgt für zusätzliches Protein.

Menge: 1 Portion | Zubereitungszeit: 5 Minuten

1 Tasse Kokoswasser aus der Dose oder tiefgekühlt	1 Handvoll Blaubeeren, tiefgekühlt oder frisch
2 EL Kollagenpeptide	1 kleine Banane, gefroren
	1 EL Mandelmus

Alle Zutaten in einen Standmixer geben und 1 bis 2 Minuten mixen, bis eine glatte Flüssigkeit entsteht.

Nährwert pro Portion

Eiweiß gesamt: 18 g	Kohlenhydrate: 60 g
Kollagenprotein: 12 g	Fett: 10 g
Kalorien: 380	Ballaststoffe: 11 g

Grüner Smoothie

Das ist ein großartiges Rezept für alle, die schon zum Frühstück nicht auf Gemüse verzichten möchten.

Menge: 2 Portionen | Zubereitungszeit: 5 Minuten

2 Tassen Babyspinat
1 mittelgroßer Apfel, geschält und ohne Kerngehäuse
½ mittelgroße Banane
¼ Avocado
2 EL Kollagenpeptide

2 EL Zitronensaft
1 EL Lein- oder Chiasamen
1 TL gemahlenes Kurkuma
1 Tasse Mandelmilch
Eiswürfel (optional)

Alle Zutaten in einen Standmixer geben und 1 bis 2 Minuten mixen, bis eine glatte Flüssigkeit entsteht.

Nährwert pro Portion

Eiweiß gesamt: 10 g
Kollagenprotein: 7 g
Kalorien: 176

Kohlenhydrate: 25 g
Fett: 6 g
Ballaststoffe: 6,5 g

Erdbeer-Kollagen-Smoothie

Wahrscheinlich haben Sie bereits bemerkt, dass nahezu jeder Smoothie mit Kollagenprotein aufgepeppt werden kann. Bedenken Sie dabei jedoch bitte, dass Kollagenprotein für sich genommen kein komplettes Protein darstellt. Wenn Sie daher Smoothies ohne Milchprodukte herstellen, sollten Sie eine andere Proteinquelle hinzufügen, wenn es sich um einen Teil einer Mahlzeit handelt und nicht um einen Snack.

Menge: 2 Portionen | Zubereitungszeit: 5 Minuten

1 Tasse Erdbeeren
½ Tasse gefrorene Ananasstücke
½ Tasse gefrorene Mangostücke

1 Banane
2 EL Kollagenpeptide
1 Tasse Mandelmilch

Alle Zutaten in einen Standmixer geben und 30 Sekunden lang bei niedriger Geschwindigkeit mixen, um größere Fruchtstücke zu zerkleinern. Dann 1 Minute oder länger bei hoher Geschwindigkeit mixen, bis eine glatte Flüssigkeit entsteht.

Nährwert pro Portion

Eiweiß gesamt: 9 g
Kollagenprotein: 7 g
Kalorien: 175

Kohlenhydrate: 34 g
Fett: 2 g
Ballaststoffe: 5 g

Abschließende Bemerkungen

Als ich zu Beginn mit dem Gedanken spielte, ein umfassendes Buch über den Nutzen von Kollagenprotein zu schreiben, hatte ich zugegebenermaßen nur ein begrenztes Verständnis dessen, was es zu bieten hat. Mein Grad an Begeisterung lag auf einer Skala von eins bis zehn etwa bei sechs. Doch obwohl die Forschung noch in den Anfängen steckt, wurde ich beim Entdecken der vielseitigen Anwendungsmöglichkeiten schnell mitgerissen und konnte es gar nicht erwarten, die Informationen allgemein zugänglich zu machen. Heute bin ich auf der Skala definitiv bei zehn angelangt! Ich bin vor allem dankbar dafür, zu einem Zeitpunkt, an dem ich mein siebtes Lebensjahrzehnt beginne, erfahren zu haben, was Kollagenprotein für den Erhalt von Gesundheit und Jugendlichkeit tun kann. Vielleicht fragen Sie sich jetzt genau wie ich, ob es etwas gibt, das Kollagenprotein nicht leisten kann?

Viele Menschen glauben, dass Nahrungsergänzungsmittel vollkommen unnötig sind, wenn man sich ausgewogen ernährt. Nun, ich glaube, wenn dieses Buch eines deutlich gemacht haben sollte, dann hoffentlich die Tatsache, dass das, was man allgemein unter einer ausgewogenen Ernährung versteht, in vielerlei Hinsicht am Ideal vorbeigeht. Kollagenprotein fehlt in der Ernährung vieler Menschen, selbst wenn diese alle Ernährungsrichtlinien sogenannter „Experten" befolgen.

Müssen Sie Kollagenprotein als Nahrungsergänzung einnehmen, um in den Genuss der ganzen Vorteile zu kommen, wie bessere Haut, funktionierende Gelenke, höhere Entgiftung, bessere Darmgesundheit, sichtbare Trainingserfolge sowie eine Senkung von Gewicht, Blutzuckerspiegel und Risikofaktoren für Herz-Kreislauf-Erkrankungen? Das müssen Sie natürlich selbst entscheiden. Ich jedenfalls habe beschlossen, für den Rest meines Lebens täglich Kollagenprotein zu mir zu nehmen, sei es über Kollagenpeptide, Haut und Knochen von Geflügel und Fisch, Knochenbrühe, Gelatine oder eine Kombination aus all diesen Möglichkeiten. Und wann immer sich die Gelegenheit ergibt, genieße ich eine Tasse *Pho* mit jeder Menge Rindersehnen!

Ich habe mein festes Repertoire an Gerichten, aber viele meiner Patienten – und vielleicht ja auch Sie – schätzen eine abwechslungsreiche Ernährung. Wo auch immer Ihre persönlichen Vorlieben liegen, ich bin sicher, dass Sie im Rezeptteil dieses Buchs genügend Anregungen finden, um die tägliche Aufnahme von Kollagenprotein zu einer abwechslungsreichen Angelegenheit zu machen.

Abschließend wünsche ich Ihnen das Beste für Ihre Gesundheit, damit Sie weiterhin all Ihre Ziele und Träume verfolgen können. Und ich hoffe, dass die Informationen in diesem Buch für Sie und Ihre Lieben ein Segen sein mögen.

Danksagung

Ich danke meinem Ehemann Adam für seine liebevolle und großzügige Unterstützung auf unserem gemeinsamen Weg und meinen drei Kindern Jessica, Laura und Alex, die (meistens) mitgezogen haben, als ich die Ernährung unserer Familie radikal umstellte. Außerdem danke ich allen, die meine Liebe zum Lernen unterstützt und gefördert haben. Ein großer Dank gilt meinen Patienten, die mir durch ihr Vertrauen tagtäglich zeigen, was eine gesunde Ernährung bewirken kann.

Ausgewählte Referenzen

Eine vollständige Liste finden Sie unter:
www.womenandfamilynutrition.com

Banai, Makoto and Nobuhiro Kawai, "New Therapeutic Strategy for Amino Acid Medicine: Glycine Improves the Quality of Sleep." Journal of Pharmacological Sciences 118, no. 2 (2012): 145–148. doi: 10.1254/jphs.11R04FM.

Brawley, L. et al. "Glycine Rectifies Vascular Dysfunction Induced by Dietary Protein Imbalance during Pregnancy." Journal of Physiology 554, pt. 2 (2003): 497–504. doi: 10.1113/jphysiol.2003.052068.

Chen, Q. et al. "Collagen Peptides Ameliorate Intestinal Epithelial Barrier Dysfunction in Immunostimulatory Caco-2 Cell Monolayers via Enhancing Tight Junctions." Food and Function 22, no. 8 (2017): 1144–1151. doi: 10.1039/c6fo01347c.

Chiang, Tsay-I et al. "Amelioration of Estrogen-Induced Obesity by Collagen Hydrolysate." International Journal of Medical Sciences 13, no. 11 (2016): 853–857. doi: 10.7150/ijms.16706.

Clark, Kristine et al. "24-Week Study on the Use of Collagen Hydrolysate as a Dietary Supplement in Athletes with Activity-Related Joint Pain." Current Medical Research and Opinion 24, no. 5. (2008): 1485–1496. doi: 10.1185/030079908X291967

Crowley, David et al. "Safety and Efficacy of Undenatured Type II Collagen in the Treatment of Osteoarthritis of the Knee: A Clinical Trial." International Journal of Medical Science 6, no. 6 (2009): 312–321. doi: 10.7150/ijms.6.312.

De Luca, Chiara et al. "Skin Antiaging and Systemic Redox Effects of Supplementation with Marine Collagen Peptides and Plant-Derived Antioxidants: A Single-Blind Case Control Clinical Study." Oxidative Medicine and Cellular Longevity 3 (2016): 22–29. doi: 10.1155/2016/4389410.

Dennault, A. et al. "Biological Effect of Hydrolyzed Collagen on BoneMetabolism." Critical Reviews in Food Science and Nutrition 57, no. 9 (2017): 1922–1937. doi: 10.1080/10408398.2015.1038377.

Gannon, Mary, Jennifer Nuttall, and Frank Nuttall, "The Metabolic Response to Ingested Glycine." American Journal of Clinical Nutrition 76, no. 6 (2002): 1302–1307. doi: 10.1093/ajcn/76.6.1302.

Gomez-Guillen, M.C., et al. "Functional and Bioactive Properties of Collagen and Gelatin from Alternative Sources: A Review." Food Hydrocolloids 25, no. 5 (2011): 1813-1817. doi: 10.1016/j.foodhyd.2011.02.007.

Gotthoffer, Nathan R. Gelatin in Nutrition and Medicine. (Grayslake IL: Grayslake Gelatin Company, 1945.) Kindle.

Hochstenbach-Waelen, A. et al. "Single-Protein Casein and Gelatin Diets Affect Energy Expenditure Similarly but Substrate Balance and Appetite Differently in Adults." Journal of Nutrition 139, no. 12 (2009): 2285–92. doi: 10.3945/jn.109.110403.

Knight, J. et al. "Hydroxyproline Ingestion and Urinary Oxalate and Glycolate Excretion." Kidney International 70, no. 11 (2006): 1929–1934. doi: 10.1038/sj.ki.5001906.

König, D. et al. "Specific Collagen Peptides Improve Bone Mineral Density and Bone Markers in Postmenopausal Women-A Randomized Controlled Study." Nutrients 10, no. 1 (2018). doi: 10.3390/nu10010097.

Kouguchi, T. et al. "Effects of a Chicken Collagen Hydrolysate on the Circulation System in Subjects with Mild Hypertension or High Normal Blood Pressure." Bioscience, Biotechnology, and Biochemistry 77, no. 4 (2013): 691–696. doi: 10.1271/bbb.120718.

Kumar, Suresh et al. "A Double-Blind, Placebo-Controlled, Randomized, Clinical Study on the Effectiveness of Collagen Peptide on Osteoarthritis." Journal of the Science of Food and Agriculture 95, no. 4 (2015): 702–707. doi: 10.1002/jsfa.6752.

Maeda, Kazuhisa. "Skin-Moisturizing Effect of Collagen Peptides Taken Orally." Journal of Nutrition and Food Sciences 8, no. 2 (2018): 682. doi: 10.4172/2155-9600.1000682.

Martin-Bautista, E. et al. "A Nutritional Intervention Study with Hydrolyzed Collagen in Pre-Pubertal Spanish Children: Influence on Bone Modeling Biomarkers." Journal of Pediatric Endocrinology and Metabolism 24, no. 3–4 (2011): 147–153. https://www.ncbi.nlm.nih.gov/pubmed/21648282.

Masterjohn, Christopher. "Vitamins for Fetal Development: Conception to Birth." The Weston A. Price Foundation for Wise Traditions in Food, Farming, and the Healing Arts. July 23, 2013. https://www.westonaprice.org/health-topics/childrens-health/vitamins-for-fetal-development-conception-to-birth

Melendez-Hevia, Enrique et al. "A Weak Link in Metabolism: The Metabolic Capacity for Glycine Biosynthesis Does Not Satisfy the Need for Collagen Synthesis." Journal of Biosciences 34, no. 6 (2009):853.

Moskowitz, R.W., "Role of Collagen Hydrolysate in Bone and Joint Disease." Seminars in Arthritis and Rheumatism 30, no. 2 (2000): 87–99. doi: 10.1053/sarh.2000.9622.

Nuttall, Frank, Mary Gannon, and Kelly Jordan, "The Metabolic Response to Ingestion of Proline with and without Glucose." Metabolism 53, no. 2 (2004): 241–246. doi: 10.1016/j.metabol.2003.09.013.

Proksch, E. et al. "Oral Supplementation of Specific Collagen Peptides Has Beneficial Effects on Human Skin Physiology: A Double-Blind, Placebo-Controlled Study." Skin Pharmacology and Physiology 27, no. 1 (2014): 47–55. doi: 10.1159/000351376

Saiga-Egusa, A. et al. "Antihypertensive Effects and Endothelial Progenitor Cell Activation by Intake of Chicken Collagen Hydolysate in Pre- and Mild-Hypertension." Bioscience, Biotechnology, and Biochemistry 73, no.2 (2009): 422–424. doi: 10.1271/bbb.80189.

Scala, J., N. Hollies, and K. Sucher, "Effect of Daily Gelatin Ingestion on Human Scalp Hair." Nutrition Reports International 13, no. 6 (1976): 579–592. https://www.researchgate.net/publication/279548216_Effect_of_daily_gelatin_ingestion_on_human_scalp_hair.

Schoenfeld, Pam. "Vitamin D Supplementation: Panacea or Potential Problem?" The Weston A. Price Foundation for Wise Traditions in Food, Farming, and the Healing Arts. August 3, 2017. www.westonaprice.org/health-topics/abcs-of-nutrition/vitamin-d-supplementation-panacea-potential-problem

Schunck, M. et al. "Dietary Supplementation with Specific Collagen Peptides Has a Body Mass Index-Dependent Beneficial Effect on Cellulite Morphology." Journal of Medicinal Food 2015 18, no. 12 (2015):1340-1348. doi: 10.1089/jmf.2015.0022.

Sekhar, R.V. et al. "Deficient Synthesis of Glutathione Underlies Oxidative Stress in Aging and Can Be Corrected by Dietary Cysteine and Glycine Supplementation." American Journal of Clinical Nutrition 94, no. 3 (2011): 847–853. doi: 10.3945/ajcn.110.003483.

Seneff, Stephanie. "Glyphosate in Collagen." The Weston A. Price Foundation for Wise Traditions in Food, Farming, and the Healing Arts. February 1, 2017. https://www.westonaprice.org/health-topics/environmental-toxins/glyphosate-in-collagen.

Shigemura, Yasutaka et al. "Changes in Composition and Content of Food-Derived Peptide in Human Blood after Daily Ingestion of Collagen Hydrolysate for 4 Weeks." Journal of the Science of Food and Agriculture 98, no. 5 (2017): 1944–1950. doi: 10.1002/jsfa.8677.

Tyson, Terrence, "The Effect of Gelatin on Fragile Finger Nails." Journal of Investigative Dermatology 14, no. 5 (1950): 323–325. doi: 10.1038/jid.1950.41.

Veldhorst, M.A. et al. "A Breakfast with Alpha-Lactalbumin, Gelatin, or Gelatin + TRP Lowers Energy Intake at Lunch Compared with a Breakfast with Casein, Soy, Whey, or Whey-GMP." Clinical Nutrition 28, no. 2 (2009): 147–55. doi: 10.1016/j.clnu.2008.12.003.

Walrand, Stephane et al. "Consumption of a Functional Fermented Milk Containing Collagen Hydrolysate Improves the Concentration of Collagen-Specific Amino Acids in Plasma." Journal of Agricultural and Food Chemistry 56, no. 17 (2008): 7790–7795. doi: 10.1021/jf800691f.

Wheeler, M.D. et al. "Glycine: A New Anti-Inflammatory Immunonutrient." Cellular and Molecular Life Sciences 56, no. 9–10 (1999): 843–856. https://www.ncbi.nlm.nih.gov/pubmed/11212343.

Yamadera, Wataru et al. "Glycine Ingestion Improves Subjective Sleep Quality in Human Volunteers, Correlating with Polysomnographic Changes." Sleep and Biological Rhythms 5, no. 2 (2007): 126–131. doi: 10.1111/j.1479-8425.2007.00262.x.

Yamashina, S. et al. "Glycine as a Potent Anti-Angiogenic Nutrient for Tumor Growth." Journal of Gastroenterology and Hepatology 22, suppl. 1 (2007): S62–S64. doi: 10.1111/j.1440-1746.2006.04655.x.

Yazaki, Misato et al. "Oral Ingestion of Collagen Hydrolysate Leads to the Transportation of Highly Concentrated Gly-Pro-Hyp and Its Hydrolyzed Form of Pro-Hyp into the Bloodstream and Skin." Journal of Agricultural and Food Chemistry 65, no. 11 (2017): 2315-2322. doi: 10.1021/acs.jafc.6b05679.

Yoon, Hyun-sun et al. "Supplementing with Dietary Astaxanthin Combine with Collagen Hydrolysate Improves Facial Elasticity and Decreases Matrix Metalloproteinase-1 And-12 Expression: A Comparative Study with Placebo." Journal of Medicinal Food 17, no. 7 (2014), 10.1089/jmf.2013.3060.

Zdzieblik, Denise et al. "Collagen Peptide Supplementation in Combination with Resistance Training Improves Body Composition and Increases Muscle Strength in Elderly Sarcopenic Men: A Randomized Controlled Trial." British Journal of Nutrition 114, no. 8 (2015): 1237–1245. doi:10.1017/S0007114515002810

Zhu, C.F. et al. "Treatment with Marine Collagen Peptides Modulates Glucose and Lipid Metabolism in Chinese Patients with Type 2 Diabetes Mellitus." Applied Physiology, Nutrition, and Metabolism 35, no. 6 (2010): 797–804. doi: 10.1139/H10-075.

Fußnoten

Kapitel 3

1 Interessanterweise wissen wir heute auch, dass sich der Kollagenumsatz tatsächlich beschleunigt, wenn wir älter werden. Man glaubt, dass dies mit dem Zuwachs an „modifiziertem Kollagen" zusammenhängt, das anfälliger für die Wirkung kollagenabbauender Enzyme ist.

2 Wir müssen täglich wesentlich weniger als 300 Gramm Protein zu uns nehmen (das entspräche beispielsweise mehr als 1,5 Kilogramm Fleisch), da die meisten Aminosäuren der abgebauten Proteine wiederverwertet und zu neuen Proteinen zusammengesetzt werden.

Kapitel 5

1 Laut eines im *European Journal of Endocrinology* veröffentlichten Artikels zur Kalziumgabe bei Osteoporose („Calcium Supplementation in Osteoporosis: Useful or Harmful?") wird bei Frauen mit Osteoporose zwar eine Kalzium- und Vitamin-D-Supplementierung empfohlen, aber das Kalzium scheint das Risiko von Knochenbrüchen nicht signifikant zu senken und kann eventuell das Herzinfarktrisiko erhöhen.

2 Laut der amerikanischen Gesundheitsbehörde FDA hält die Knochenbrüche verhindernde Wirkung dieser Medikamente womöglich nicht über den Zeitraum hinaus an, in dem sie eingenommen werden, aber da sie Teil des neu gebildeten Knochens werden, können sie noch Jahre nach Beendigung der Einnahme dort verbleiben.

3 Zu den Nahrungsergänzungen, die in dieser Prüfung ebenfalls gut abschnitten, zählten Kurkuma, Weihrauch, Grünlippmuschelextrakt, Glucosamin, Chondroitin, unverseifbare Anteile von Avocado/Soja und Vitamin D. UC-II (eine spezielle Form von nicht denaturiertem Kollagen vom Typ II) schnitt langfristig ein wenig besser ab als Kollagenhydrolysat, aber beide Formen wirken recht unterschiedlich und ergänzen einander womöglich.

4 Hydrolysiertes Hühnerkollagen vom Typ II unterscheidet sich von „nicht denaturiertem" Hühnerkollagen vom Typ II oder UC-II, weil Letzteres nicht in kleine Stücke aufgespalten wird und daher anders wirkt.

Kapitel 8

1   Laut eines Artikels über die Rolle, die das Gewicht für die Lebensdauer postmenopausaler Frauen spielt („The Role of Weight in Postmenopausal Women's Longevity", veröffentlich in *ScienceDaily*), wird Übergewicht nach der Menopause nicht mit der Gesamtsterblichkeit bei Frauen in Verbindung gebracht, es sei denn, es geht mit einem größeren Taillenumfang einher.

Kapitel 9

1   Eine Einschränkung von Methionin ist ein Forschungsschwerpunkt bei der Verlängerung der Lebenserwartung von Menschen. 2014 kam eine Gruppe internationaler Wissenschaftler im amerikanischen Tarrytown zusammen, um neuste Forschungsergebnisse auszutauschen. Weitere Informationen hierzu finden Sie in dem Artikel „The First International Mini-Symposium on Methionine Restriction and Lifespan" in *Frontiers in Genetics*.

Kapitel 11

1   Bei einer Durchschnittsfrau von 1,65 Meter Größe und rund 68 Kilogramm Gewicht entsprechen 20 Prozent der Kalorien etwa 100 Gramm Protein (bei 2000 Kalorien im ersten Trimenon) beziehungsweise 120 Gramm Protein (bei 2400 Kalorien im dritten Trimenon).

Kapitel 12

1   Das Unternehmen *Great Lakes Gelatin* gibt an, dass seine Produkte, Gelatine und hydrolysiertes Kollagen, einen geringen Anteil an freien Glutamaten enthalten.

Kapitel 13

1   R. D. Alcock, G. C. Shaw und L. M. Burke: „Bone broth unlikely to provide reliable concentrations of collagen precursors compared to supplemental sources of collagen used in collagen research." *International Journal of Sport Nutrition and Exercise Metabolism*. https://journals. humankinetics.com/doi/abs/10.1123/ijsnem.2018-0139?url_ ver=Z39.88-2003&rfr_id=ori:rid:crossref.org&rfr_dat=cr_pub%3dpubmed

Index

Über die Autorin

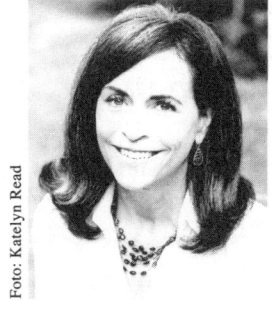

Foto: Katelyn Read

Pamela Schoenfeld hat sich schon immer für Nahrungsmittel und Ernährung begeistert. Sie begann im Alter von elf Jahren ihre Familie zu bekochen und entwickelte schon damals unter Verwendung der Obst- und Gemüsesorten, die im Garten der Familie wuchsen, ihre eigenen Rezepte.

Als Studentin an der University of Maryland griff sie zuerst begeistert die neusten Theorien zu Ernährung und Gesundheit auf, die vom Essen tierischer Lebensmittel abrieten. Zu einem späteren Zeitpunkt jedoch entdeckte sie dann die dokumentierten Vorteile des Verzehrs eben dieser Nahrungsmittel. Sie nahm ihre Ausbildung wieder auf und machte ihren Master-Abschluss in Ernährungswissenschaften.

Pamela Schoenfeld führt seit einem Jahrzehnt eine eigene Praxis und hat sich darauf spezialisiert, Frauen auf dem Weg zu begleiten, den sie selbst gegangen ist – zum Nutzen ihrer Gesundheit und der ihrer Familien. Sie nimmt nahezu jeden Tag Kollagenpeptide zu sich und ermuntert ihre Patienten ebenfalls dazu. Ihre Bestätigung findet sie in den gesundheitlichen Verbesserungen, die sie bei Familie, Freunden und Patienten feststellen kann.

Auf der (englischsprachigen) Website von Pamela Schoenfeld finden Sie neueste Forschungsergebnisse, Erfahrungsberichte über Kollagennahrungsergänzungen, Rezepte und vieles mehr: *www.womenandfamilynutrition.com*